民国名家针灸讲稿

广东中医药专门学校
针灸学讲义

梁慕周　编著

杨克卫 等　校注

學苑出版社

图书在版编目（CIP）数据

广东中医药专门学校针灸学讲义/杨克卫点校．—北京：学苑出版社，2016.10（2019.7 重印）

ISBN 978－7－5077－5064－5

Ⅰ．①广…　Ⅱ．①杨…　Ⅲ．①针灸学－中医学院－教材

Ⅳ．①R245

中国版本图书馆 CIP 数据核字（2016）第 182964 号

责任编辑： 黄小龙
出版发行： 学苑出版社
社　　址： 北京市丰台区南方庄 2 号院 1 号楼
邮政编码： 100079
网　　址： www.book001.com
电子邮箱： xueyuanpress@163.com
销售电话： 010－67601101（销售部）67603091（总编室）
印 刷 厂： 北京画中画印刷有限公司
开本尺寸： 880×1230　1/32
印　　张： 6.875
字　　数： 152 千字
版　　次： 2016 年 10 月第 1 版
印　　次： 2019 年 7 月第 2 次印刷
定　　价： 39.00 元

校注委员会

（按姓氏拼音顺序排列）

主　　校　杨克卫

审　　阅　李芃柳　孙海舒　王朝辉　叶明柱

校注委员会　陈丽鞠　程立业　邓楹君　郭庆佳　何铭泰
柯　嘉　李芃柳　李　希　廖文建　马　芳
孟宇航　庞益富　齐楚君　祁兆赟　钱　伟
任冯春　上官育波　宋洪涛　孙海舒　王　珓
王笑莹　王朝辉　魏　巍　吴真如　奚赟虎
杨克卫　叶明柱　章　立　赵永亮　郑淳淳

前　言

梁慕周（1873－1935），字湘岩，广东南海西樵人，是近代岭南著名针灸家。梁慕周系成立于光绪三十二年（1913年）的医学求益社第六期同人，之后受聘于广东中医药专科学校和广东光汉中医专门学校任教员，主讲针灸学，兼授病理学、药物学等课程。梁氏一生著述颇丰，现存著作有《医学明辨录》、《病理学讲义》、《针灸学讲义》、《内经病理学讲义》等。

《广东中医药专门学校针灸学讲义》据《中国中医古籍总目》（2007年）载：此书存1936年广东中医药专门学校铅印本，现广东中医药的大学、广东省立中山图书馆有藏；另存广东中医药专门学校各科讲义子目中，中国科学院上海生命科学信息中心生命科学图书馆、广州中医药大学、上海中医药大学图书馆（残）有藏。此次整理以自藏《广东中医药专门学校针灸学讲义》为底本保存原貌进行点校，自藏本与广东中医药大学馆藏本，经比对，二者排版及内容略有差异，第一章内容相差“春刺夏分之误、春刺秋分之误、春刺冬分之误”等十余节，因二者皆无出版时间，谁先谁后，尚难确定，出版时间尚待考证，此次以《中国中医古籍总目》1936年为准。今仅就所藏之本点校，日后如见更多藏本，梳理清楚，定当重校再版。

《广东中医药专门学校针灸学讲义》书口题“广东中医药学校针灸学讲义”，第一页题“广东中医专门学校针灸科讲义”，参考《中国中医古籍总目》，以《广东中医药专门学校针灸学讲义》为正名。为尊重原著，本校注本对“针灸学”“针灸科”不做改动。该书共八章，分为三册。第一章针刺总论，分八十二节摘取《内经》经文，分类论针灸原理，刺法要点，误刺、禁刺理论和《内经》刺法等，该部分内容每节多引经文在前，各家注解于后。第二章针体总论，探讨九针形制和适应症。第三章灸法总论，为灸法基础并介绍寒热灸法。第四章寻穴揭要，分五节介绍取穴要点和人体度量。第五章穴道备要为十四经经穴歌诀和奇经八脉循行及经穴歌。第六章经穴备考按任督脉、手足三阳手足三阴顺序详列十四经经穴定位、刺灸法、主治。第七章针灸要录共二十二节，论述刺灸的操作、注意事项、治则等，尤详于灸论。第八章针灸赋选，收录灵光赋、席弘赋、百症赋、玉龙赋和指要赋等针灸歌赋。现将该书特色介绍如下：

一、法宗灵素，术继诸家

梁氏将《内经》作为针灸理论及临证的纲领。在继承传统古典针灸理论的基础上，分章节地将《灵枢》、《素问》中关于针灸的经典论述分类编目，并将张介宾、马莳、杨继洲、张志聪等诸注家对该目的阐释采集附注于原文后，有助于学生对经文的理解。在民国时期“中医科学化”的思潮下，梁氏仍以《内经》古典针灸理论为纲目，集注家之长，与其对古典针灸理论的重视和深入认识是密不可分的。

二、尊古不泥，实践求实

梁慕周在《讲义》中重视古典针灸理论，同时提倡尊古而不泥古，要在临证实践中验证前贤所论。书中的按语中，梁氏结合自己临证实践经验，记述了个人经验，以备后辈借鉴。如：对古人用灸动则百壮，甚则千壮的记述，他指出“吾固不敢疑古人，吾亦不肯泥古，皆视其病之轻重而为之”，并举其临床治验一例“尝治一黄氏妇，环跳穴处，经痛半年，即用艾贴用灸之，第一日灸六十壮，第二日七十五壮，共灸一百三十五壮，其痛遂疗”。

三、重视灸法，灸用补泻

梁氏该讲义灸法的阐述颇详，他认为灸用补泻，直接灸效佳。他阐述灸法补泻：“泻则艾粒取半截绿豆大，火灸见痛后，令病者小吸其气，旋令病者由丹田呼出其气，用长气以呼出之，吸占二而呼占八，在医生亦乘时以口吹去其火，此为灸泻法；补则艾粒取如绿豆大，火灸见痛，先令病者小呼出其气，旋令病者吸气，用长气以达到丹田，呼占二而吸占八，在医生亦承时以手压熄其火，使火气由穴口尽行而透入之，此为灸补法”。而讲义中对刺法的阐述则论述扼要，梁氏采用随咳进针法，法宗《内经》迎随补泻之意：迎之随之，以意和之，此即补泻兼施之法。

《针灸学讲义》突出地反映了梁氏的针灸理论特点和临床治验，他崇尚经典，博采众家之长，但又尊古不泥，于临床实践中验证古典，其刺灸补泻简易实用，但其重灸并灸分补泻值得临床借鉴。

校注说明

1. 本书以自藏《广东中医药专门学校针灸学讲义》为底本重加校勘。

2. 凡繁体字统改为规范简体字，不出校，原书系竖排本，现改为横排本，本书以点校为主，凡底本中的通假字或异体字、古今字、数字图码，统一为规范字，不出校，如邱、丘；瘜瘲、瘈疭；瘂、哑；欬、咳；卽、即；濇、涩；菴、庵；瘖、喑；痺、痹；写、泻，喎、呙；支、枝；傍、旁；撚、捻等。其中藏、脏；俞、输等遵《内经》原文未做改动，读者明鉴。

3. 凡底本按文义疑有讹、脱、衍、倒之属而无据可改者，保留原文不动，出校存疑。凡底本引文之发语词及感叹词等与原著不符者，原则保留原文不予改动。

4. 为保持原著面貌，腧穴名、经络名等，原则上照原书不改。

5. 全书添加现行标点符号。由于引文多为意引，故引文前仅用冒号，不用引号。底本书名多为简写，如：针灸大成简称大成；针灸资生经简称资生等，此次整理未做处理，读者明鉴。

6. 为了便于读者参考学习，本次校对重排目录。原文段落不清者，今据文义适当划分，不出校记说明。

7. 由于参与校注整理工作的人员较多，水平不一，诸多方面尚未臻完善。希望专家、读者不吝赐教。

8. 选用参校书目如下：

《广东中医药专门学校针灸学讲义》（广州中医药大学藏）

《黄帝内经素问注证发微》人民卫生出版社 1998 年

《黄帝内经灵枢注证发微》人民卫生出版社 1994 年

《黄帝内经素问集注》上海科技出版社 1990 年

《黄帝内经灵枢集注》上海科技出版社 1990 年

《类经图翼》人民卫生出版社 1965 年 1982 年印

《针灸甲乙经》人民卫生出版社 1962 年

《千金翼方校释》人民卫生出版社 1998 年

《新编西方子明堂灸经》人民卫生出版社 1990 年

《针灸大成校释》人民卫生出版社 2009 年第 2 版

《明代订正针灸大成》黎明文化事业股份有限公司出版社 中华民国六十三年

《灵枢经》人民卫生出版社 2005 年第 1 版 2006 年 3 印

《黄帝内经素问》人民卫生出版社 2005 年第 1 版 2008 年 5 印

目 录

广东中医药专门学校针灸学讲义

粤东南海湘岩梁慕周编辑

第一章 备论针刺妙用

第一节 针刺之终始

灵枢终始篇曰：凡刺之道，毕于终始，明知终始，五藏为纪，阴阳定矣。阴者主藏，阳者①主府，阳受气于四末，阴受气于五藏，故泻者迎之，补者随之，知迎知随，气可令和②。和气之方，必通阴阳，五藏为阴，六府为阳。

马元台曰：此言凡刺之道，当知此终始篇之大义也。藏为阴，府为阳。阳在外，受③气于四肢；阴在内，受气于五藏。故因其气之来而迎之者，泻之法也；因其气之往而随之者，补之法也。知迎随为补泻，则阴阳诸经之气可调矣。

第二节 经脉之取裁

所谓气至而有效者，泻则益虚。虚者脉大如其故而不

① 者：原无，据《灵枢经》补。

② 气可令和：原为“可令气和”，据《黄帝内经·灵枢注证发微》改。

③ 受：原为“爰”，据《黄帝内经·灵枢注证发微》改。

坚也，坚如其故者，适虽言故，病未去也。补则益实。实者脉大如其故而益坚也，如其故而不坚者，适虽言快，病未去也。故补则实，泻则虚，痛虽不随针，病必衰去。必先通十二经脉之所生病，而后可得传于终始矣。故阴阳不相移，虚实不相倾，取之于经。

马元台曰：气至而有效者，正以其泻者已虚，而补者已实也。盖泻则益之以虚，虚者贵于脉之不坚。所以脉尽如其旧而按之不坚也（大如其旧，犹尽如其旧非脉之盛大也）。苟坚如其初①，则适才②虽言病去复旧③，其病尚未去也，夫然，则脉之坚与不坚，虚实之所由验也。

第三节　阴阳之刺异

病痛者阴也，痛而以手按之，不得者阴也，深刺之。病在上者阳也，病在下者阴也。痒者阳也，浅刺之。

张隐庵曰：此论表里上下之阴阳，夫表为阳，里为阴，身半以上为阳，身半以下为阴。病在阳者名曰风，故痒者阳也，病在皮肤之表阳也。病在阴者名曰痹，痹者痛也，故病痛者阴也。以手按之不得痛者，留痹之在内也。此言表里之阴阳也，病在上者为阳，病在下者为阴，以形身之上下分阴阳也。

第四节　针治之探本

病先起阴者，先治其阴，而后治其阳；病先起阳者，

---

① 初：原为“故”，据《黄帝内经灵枢注证发微》改。

② 才：原为“几”据《黄帝内经灵枢注证发微》改。

③ 病去复旧：原为“身体已快”，据《黄帝内经灵枢注证发微》改。

先治其阳，而后治其阴。

张隐庵曰：阳病者上行极而下，阴病者下行极而上。从内之外者，先调其内；从外之内者，先治其外。

第五节　迎随之审度

灵枢九针十二原篇曰：往者为逆，来者为顺，明知逆顺，正行无问[①]，迎而夺之，恶得无虚？追而济之，恶得无实？迎之随之，以意和之。

张隐庵曰：气往则邪正之气虚小，而补泻之为逆；气来则形气邪气相平[②]，而行补泻为顺。是以"明知逆顺，正行无间"，知往来所取之时而取之也。"迎而夺之者"，泻也，故恶[③]得无虚；"追而济之者"，补也，故恶得无实。迎之随[④]之，以意和之，针道毕也。

慕按：迎之随之，以意和之，此即补泻兼施之法。

第六节　针法之辨用

凡用针者，虚则实之，满则泄之，宛陈则除之，邪胜则虚之。

张隐庵曰：所谓[⑤]"虚则实之"者，气口虚而当补之也。"满则泄之"者，气口盛而当泻之也。"宛陈则除之"者，去脉中之蓄血也。"邪胜则虚之"者，言诸经有盛者，皆泻其邪也。

---

① 问：原为"间"，据《黄帝内经素问注证发微》改。

② 平：原为"乎"，据《黄帝内经灵枢集注》改。

③ 恶：原为"乌"，据《黄帝内经灵枢集注》改。

④ 随：原为"静"，据《黄帝内经灵枢集注》改。

⑤ 谓：原为"论"，据《黄帝内经灵枢集注》改。

第七节　持针之慎重

持针之道，坚者为宝。正指直刺，无针左右。神在秋毫，属意病者。审视血脉者，刺[①]之无殆。方刺之时，必在悬阳，及与两卫。神属勿去，知病存亡。血脉者在腧[②]横居，视之独澄，切之独坚。

马元台[③]曰：此言持针之道，在守医者[④]之神气，以视病者之血脉也。持针之道，贵于至坚[⑤]，故坚者为实，既以[⑥]坚持其针，乃正指而直刺之，无得轻针左右，当自守其神气，不可眩惑，其妙在于秋毫之间而已。上文言上[⑦]守神者，病者之神气，而此曰神在秋毫，神属勿去，乃医工之神气也。所谓神在秋毫者何哉[⑧]，须知属意于病者，审视其血脉之虚实而刺之，则无危殆矣。方刺之时，又在扬吾之卫气。为阳气者精爽不昧，而病人之卫气，亦阳气也，当彼此皆扬，使吾[⑨]之神气，属意于病者而勿去，则病之存亡，可得而知也。然血脉何以验之？在于各经俞穴，

---

① 刺：原文为“剌”。此书“剌”与“刺”疑为印刷字体问题，实为“刺”，下文径改，读者明鉴。

② 腧：原为“俞”，《黄帝内经素问注证发微》改。

③ 马元台：原为“张隐庵”，此段文字为马元台注，据《黄帝内经素问注证发微》改。

④ 者：原为“工”，据《黄帝内经素问注证发微》改。

⑤ 贵于至坚：原为“贵至坚于”，据《黄帝内经素问注证发微》改。

⑥ 以：据《黄帝内经素问注证发微》补。

⑦ 上：据《黄帝内经素问注证发微》补。

⑧ 哉：据《黄帝内经素问注证发微》补。

⑨ 吾：原为“我”，据《黄帝内经素问注证发微》改。

而横居其中者是也。视之独澄，切之独坚，此其为血脉耳，然必先自守其神，而后可以视病人之血脉，其乃要之要乎？

第八节 手术之讲求

素问刺志论篇曰：实者气入也，虚者气出也，气实者热也，气虚者寒也，入实者，以手开针空也，入虚者左手闭针空也。

马元台曰：所谓实者，邪气之入而实也，非真实也。所谓虚者，正气之出而虚也，乃真虚也。邪实者其体必热，气虚者其体必寒。寒热之间，虚实括矣。又曰：大凡用针之法，右手持针，左手搯[①]穴，及其入针泻实之时，其左手搯穴，开针空以泻之，及其去针补虚之时，则左手闭穴，闭针空以补之，先治伪实，而后补真虚，此要法也。

第九节 针态之去留

刺实须其虚者，留针，阴气隆至，乃去针也；刺虚须其实者，阳气隆至，针下热，乃去针也。

张隐庵曰：留针，所以候气也。阴气隆至，针下寒也，阳气以退，实者虚矣；阳气隆至，针下热也，元气已复，虚者实矣。但当候其气至，而后乃可去针。

第十节 经气之慎守

经气已至，慎守勿失者，勿变更也。

---

① 搯：音 tāo，《黄帝内经素问注证发微》为“掐”，今遵原文，未做改动，下同。

张隐庵曰：针已[1]得气慎守而勿失，勿使其气有变更也。

慕按：经气已至，如刺实须其虚，阴气隆至，宜去针，勿使其变更过虚也，刺虚须其实，阳气隆至，宜[2]去针，勿使其变更过实也。

第十一节　行针之谨密

如临深渊者，不敢堕也。

张隐庵曰：行针之际，当谨慎之至。

慕按：治病无虚虚，无实实，针病适可而止。虚证不敢再堕于虚，实证不敢再堕于实。

第十二节　持针之坚定

手如握虎者，欲其壮也。

张隐庵曰：持针如握虎，欲其坚定而不怯也。

慕按：针法有宜深者，如针环跳穴，非刺二寸有几不为功，倘持针者怯以将之，针不达于病所，厥疾何克有瘳？

故曰：手如握虎者，欲其壮也。

第十三节　用针之专一

神无营于众物者，静志观病人，无左右视也。

张隐庵曰：行针之道，贵在守神定志，以观病人，以候其气，无左右视，以惑乱其神志焉，

---

① 已：原为“以”，据《黄帝内经素问集注》改。

② 宜：原为“空”，据《黄帝内经素问集注》改。

第十四节　下针之端正

义无邪下者，欲端以正也。

张隐庵曰：下针之法，义不容邪，故当端以正。

第十五节　针刺之活法

灵枢根结篇曰：气滑即出疾，其气涩则出迟，气悍则针小而入浅，气涩则针大而入深，深则欲留，浅则欲疾①。以此观之，刺布衣者，深以留之，刺大人者，微以徐之，此皆因气慓悍滑利也。

马元台曰：凡气滑者，则疾出其针；气涩者，则迟出其针。气悍者，则针小，而所入又浅；气涩者，则针大，而所入又深。入针深者，则欲久留其针；入针浅者，则欲疾去其针。以此观之，则刺布衣者，气之涩者也，可以针大而深入，又当以久留其针也。刺大人者，气之滑且悍者也，可以针小而入浅，又当徐以纳之也。此皆因其气剽悍滑利，异于布衣之士耳。

第十六节　用针之权变

形气不足，病气有余，是邪胜也，急泻之。形气有余，病气不足，急补之。形气不足，病气不足，此阴阳气俱不足也，不可刺之，刺之则重不足，重不足则阴阳俱竭，血气皆尽，五藏空虚，筋骨髓枯，老者绝灭，壮者不复矣。形气有余，病气有余，此谓阴阳俱有余也，急泻其邪，调

① 疾：原为“迟”，据《灵枢经》改。

其虚实。故曰：有余者泻之，不足者补之，此之谓也。故曰[①]：刺不知逆顺，真邪相搏，满而补之，则阴阳四溢，肠胃充郭，肝肺内[②]䐜，阴阳相错。虚而泻之，则经脉空虚，血气竭枯，肠胃㒄僻，皮肤薄着，毛腠夭膲，予之死期。故曰：用针之要，在于知调阴与阳。调阴与阳，精气乃光，合神与气，使神内藏。故曰：上工平气，中工乱脉，下工绝气危生。故曰下工不可不慎也，必审五藏变化之病，五脉之应，经络之实虚，皮之柔脆，而后取之也。

马元台曰：此详言补泻，当知逆顺，而反此者有害，所以当明用针之要也。㒄僻，即僻精之意[③]。

第十七节　经络之审视

灵枢刺节真邪篇曰：用针者，必先察其经络之虚实，切而循之，按而弹之，视其应动者，乃后取之而下之。

张隐庵曰：络满经虚，泻阳补阴；经满络虚，泻阴补阳。盖以[④]里之经脉为阴，外之络脉为阳，血气之行于脉中，从经而络[⑤]，络而孙，故必先察其经络之虚实，而后取之。

第十八节　针法之解结

六经调者，谓之不病，虽病谓之自已也。一经上实下

---

① 故曰：原缺，据《灵枢经》补。

② 内：原为“肉”，据《黄帝内经灵枢注证发微》改。

③ 㒄僻，即僻精之意：马注不见，当系作者自注。

④ 以：原缺，据《黄帝内经灵枢集注》补。

⑤ 据《黄帝内经灵枢注证发微》《黄帝内经灵枢集注》此处有不同，今遵原文，未做改动。

虚而不通者，此必有横络盛加于大经，令之不通，视而泻之，此所谓解结也。

张隐庵曰：六经者，手足之十二经别也。大经者，经隧也，五脏六腑之大络也。胃府所出之血气，充于皮肤分肉之间者，从脏腑之大经，而外出于皮肤，横络者，经脉之支别也，如一经上实下虚而不通者，此必有经脉之横络，盛加于大经，而令之不通也，故视而泻之，此所谓解结也。

第十九节 针法之推上

上寒下热，先刺其项太阳久留之，已刺则熨项与肩胛，令热下合乃止，此所谓推而上之者也。

张隐庵曰：下焦所生之气，从下而上也[1]，太阳为诸阳主气，而太阳之气，生于膀胱水中，上寒下热，此太阳之气，留于下而不上，故先刺其项太阳久留之，以候气至，已刺则熨项与肩胛，令火热与下之阳气交合乃止，此所谓推而上之者也。

马元台曰：此治上冷[2]下热之法也，凡上冷下热者，先刺其项，乃足太阳膀胱经穴也，久留其针，候其气至而热，且方已久针之时，必熨项与肩胛中，令其热与下合，乃止针，此其热在于下者，若或推而上之，所谓推而上之[3]法也。

---

① 也：原缺，据《黄帝内经灵枢集注》补。

② 冷：原为“寒”，据《黄帝内经灵枢注证发微》改，下径改。

③ 之：原缺，据《黄帝内经灵枢注证发微》补。

第二十节 针法之引下

上热下寒，视其虚脉，而陷之于经络者取之，气下乃止，此所谓引而下之者也。

张隐庵曰：上焦所生之气，从上而下①，上焦开发，宣五谷味，熏肤充身泽毛，是谓气，此上焦之气，又从上而下。如上热下寒，当视其虚脉而陷之于经络者取之，此因脉虚而气陷于脉内，不能熏肤热肉，故下寒也。故当取之于经，俟②气下乃止，此所谓引而下之者也。

第二十一节 针人之气合

灵枢行针篇曰：气与针相逢奈何？曰：阴阳调和，而血气淖泽滑利，故针入而气出疾而相逢也。③

马元台曰：受针之气，有与针相逢者，以其气之出速而相逢也。正以此人者，阴阳各经，相为调和，而血气淖泽故耳。

第二十二节 针出之气离

针已出而气独行者，何气使然？曰：其阴气多而阳气少，阴气沉而阳气浮，内藏，故针已出，气乃随其后，故独行也。

徐振公曰：阴气多而阳气少者④，阴气沉而阳气浮，

---

① 从上而下：原为“从下而上”，据《黄帝内经灵枢集注》改。

② 俟：原为“候”，据《黄帝内经灵枢集注》改。

③ 文中略去“黄帝曰”“岐伯曰”。下同不注。

④ 者：原缺，据《黄帝内经素问集注》补。

阴阳之相离也。故针已出，而微阳之气，随针外泄，阴气外行于内，此阴阳不和，不能交相为断[①]守，而微阳易脱也。

第二十三节　用针之行泻

素问离合真邪论篇曰：吸则内针，无令气忤，静以久留，无令邪布；吸则转针，以得气为故，候呼引针，呼尽乃去，大气皆出，故命曰泻。

张介宾曰：邪气未泄，候病者再吸，乃转其针。转，搓转也，谓之催气，得气为故。以针下之得气之故[②]为度也。入气曰吸，出气曰呼。引，引退也。去，出针也，候呼引至其门，则气去不能复聚。呼尽乃离其穴，则大邪之气，随泄而散，经气以平，故谓之泻。

第二十四节　用针之行补

扪而循之，切而散之，推而按之，弹而怒之，抓而下之，通而取之，外引其门，以闭其神。呼尽内针，静以久留，以气至为故。如待所贵，不知日暮，其气以[③]至，适而自护，候吸引针，气不得出，各在其处，推阖其门，令神气存，大气留止，故命曰补，

张介宾曰：先以手扪摸其处，欲令血气温舒也。次其指切捺其穴，欲其气之行散也。再以指揉按其肌肤，欲针道之流利也。以指弹其穴，欲其意有所注，则气必随之，

① 断：原缺，据《黄帝内经素问集注》补。
② 之故：原缺，据《类经》补。
③ 以：原为“自”，据《类经》改。

故脉络膜满如怒起也，用法[1]如前，然后以左手爪甲掐其正穴，而右手方下针也。下针之后，必候气通以取其疾也。引门闭神[2]。门，穴门也，此得气出针之法也。呼尽则气出，气出内针，追而济之也。静以久留，以候气至，如待贵人，毋厌毋忽也。其气以至，适而自护。以，已同。适，调适也。护，爱护也。宝命全形篇曰：经气已至，慎勿失守，即此谓也，候吸引针，则气充于内，推阖其门，则气固于外，神存气留，故谓之补。

第二十五节　气至之审求

候气奈何？曰：夫邪去络入于经也，舍于血脉之中，其寒温未相得，如涌波之起也，时来时去，故不常在。故曰：方其来也，必按而止之，止而取之，无逢其冲而泻之。真气者，经气也，经气大虚，故曰：其来不可逢，此之谓也。故曰：候邪不审，大气已过，泻之则真气脱，脱则不复，邪气复至，而病益蓄，故曰：其往不可追，此之谓也。

张隐庵曰：邪气由浅而深，故自络而后入于经脉。寒温未相得者，真邪未合也。故邪气波陇而起，来去于经脉之中，而无有常处也。方其来者，三部九候，卒然逢之，即按而止之，以针取之。逢，迎也。冲者，邪盛而隆起之时也。兵法曰：无迎逢逢之气，无击堂堂之阵，故曰方其盛也。勿敢毁伤，刺其已衰，事必大昌，真气者，营卫血气也，邪盛于经，则真气大虚，故曰其来不可逢，言邪方

① 法：原为“去”，据《类经》改。

② “引门闭神”及下文“其气以至，适而自护”均非张介宾注文。

盛，虽经气虚而不可刺也。大气，风邪之气①也。候邪而不详审其至，使邪气已过其处，而后泻之，则反伤其真气矣，真气已脱，而不能再复，邪气循序而复，至正气已虚，则邪病益留蓄而不能去。故曰：其往不可追，谓邪气已过，不可泻也，盖言邪气方来，不可逢迎，邪气已过，不可追迫②。

第二十六节　气至之标准

灵枢终始篇曰：邪气来也，紧而疾，谷气来也，徐而和。

慕按：邪气之来，针下沉紧，如鱼吞钩然。谷气者，元气也。经言：一刺则阳邪出，再刺则阴邪出，三刺则谷气至，气来，邪气先而元气后也。徐而和，有从容不迫之态。

第二十七节　深浅之针考

灵枢官针篇曰：所谓三刺，则谷气出者。先浅刺绝皮，以出阳邪，再刺则阴邪出者，少益深，绝皮致肌肉，未入分肉间也；已入分肉之间，则谷气出。故刺法曰：始刺浅之，以逐邪气而来血气；后刺深之，以至阴气之邪；最后刺极深之，以下谷气，此之谓也。

张介宾曰：绝，透也。浅刺皮腠，故出阳邪。绝皮及肌，邪气稍③深，故曰阴邪。大肉深处，各有分理，是谓

---

① 风邪之气：原为邪气，据《黄帝内经素问集注》补。
② 迫：此后原有“也”，据《黄帝内经素问集注》删。
③ 稍：原为“益”，据《类经》改。

分肉间也。谷气即正气，亦曰神气。出，至也。终始篇曰：所谓谷气至者，已补而实，已泻而虚，故以知谷气至也。凡[①]刺之浅深，其法有三：先刺绝皮，取卫中之阳邪也；再刺稍深，取营中之阴邪也；三刺最深，及于分肉之间，则谷气始下。下，言见也。按终始篇之义，与此互有发明。

第二十八节　徐疾之针考

灵枢九针十二原篇曰：徐而疾则实，疾而徐则虚。

张介宾曰：徐出针而疾按之为补，故虚者可实。疾出针而徐按之为泻，故实者可虚。

第二十九节　刺肥之针辨

灵枢逆顺肥瘦篇曰：年质壮大，血气充盈，肤革坚固，因加以邪，刺此者，深而留之，此肥人也。

马元台曰：此言刺肥人之有法也。深而留之者，深入其针而久留之也。

第三十节　刺瘦之针辨

刺瘦人奈何？曰：瘦人者，皮薄色少，肉廉廉然，薄唇轻言，其血清气滑，易脱于气，易损于血，刺此者浅而疾之。

张隐庵曰：皮薄肉少，秉天气之不足也。廉廉，瘦洁貌。肉廉廉然，薄唇轻言，秉地气之不足也。血清者，水清浅也。气滑者，肌肉薄而气道滑利也。

---

① 凡：原为“儿”，据《类经》改。

第三十一节 刺壮之针辨

刺壮士真骨者奈何？曰：刺壮士，真骨坚，肉缓，节监监然，此人重则气涩血浊，刺此者，深而留之，多益其数；劲则气滑血清，刺此者，浅而疾之。

张隐庵曰：此言年壮之士，得天真之完固也。先天之真元，藏于肾，而肾主骨，天真完固，而后骨肉充满也，真骨坚，肉缓，节监监者，筋骨和而肌肉充也。监监者，卓立而不倚也。其人重浊，则气涩血浊；其人轻劲，则气滑血清。盖真元者，乃混然之气，已生之后，而有轻重高下之分焉①。深而留之，浅而疾之，导其气出入于外内也。

第三十二节 刺婴之针辨

刺婴儿奈何？曰：婴儿者，其肉脆，血少气弱，刺此者，以毫针，浅刺而疾发针，日再可也。

马元台曰：九针论七曰毫针，取法于毫毛。其针宜②浅，其发针宜速。日再者，宁一日之内，复再刺之，不可久留其针也。

第三十三节 数刺之病状

灵枢行针篇曰：数刺乃知，何气使然？曰：此人多阴而少阳，其气沉而气往难，故数刺乃知也。

徐振公曰：此言阴中有阳之人，数刺而始知也。阴中有阳者，多阴而少阳，其气沉而难于往来，故数刺乃知，

---

① 焉：原缺，据《黄帝内经素问集注》补。

② 宜：原为“宣”，据《黄帝内经灵枢注证发微》改。

此阴阳厮守于内也。

第三十四节　缪刺之病形

灵枢终始篇曰：凡刺之法，必察其形气。形肉未脱，少气而脉又躁，躁厥者，必为缪刺之，散气可收，聚气可布。

马元台曰：此言气虚脉盛者，当行缪刺之法也，形肉虽未脱，元气则衰少，然而[1]脉又躁动，是谓气虚脉盛也，当行缪刺之法，即右病取左络穴，左[2]病取右络穴是也。其精气之散可以收之，邪气之聚，可以散之。

第三十五节　春刺之确要

素问水热穴论篇曰：春取络脉分肉何也？曰：春者木始治，肝气始生[3]，肝气急，其风疾，经脉常深，其气少，不能深入，故取络脉分肉间。

张隐庵曰：东方生风，风生木，木生肝，风木之气，其性急疾，而直达于络脉分肉之间，其经脉之气，随冬令伏藏久深而始出，其在经之气尚少，故不能深入而取之经，当浅取之络脉分肉间也。

第三十六节　夏刺之确要

夏取盛经分腠何也？曰：夏者火始治，心气始长，脉

① 而：原缺，据《黄帝内经灵枢注证发微》补。
② 左：原为“在”，据《黄帝内经灵枢注证发微》改。
③ 生：原为“水”：据《黄帝内经素问》改。

瘦气弱，阳气留溢[①]，热熏分腠，内至于经，故取盛经分腠绝肤而病去者，邪居浅也，所谓盛经者，阳脉也。

张隐庵曰：南方生热，热生火，火生心，而心主血脉。心气始长，故脉气尚瘦弱也。其阳盛之气，留溢于外，而外之暑热，熏蒸于分腠，内至于经脉，故当取之盛经分腠。绝肤者，谓绝其肤腠之邪，不至内入于经脉，盖邪居肤腠之浅也。阳脉，谓浮见于皮肤之脉，阳盛于外，故曰盛经。按此二节，论取气而不论脉。

第三十七节　秋刺之确要

秋取经俞何也？曰：秋者金始治，肺将收杀，金将胜火，阳气在合，阴气初胜，湿气及体，阴气未盛[②]，未能深入，故取俞以泻阴邪，取合以虚阳邪，阳气始衰，故取于合。

张隐庵曰：秋为刑官[③]，于时为金，其令收降，故肺气将收，而万物当杀，清肃之气，将胜炎热，阳气始降，而在所合之腑，其藏阴之气，始生而初胜也。夫立秋处暑，乃太阴湿土主气，故湿气及体，其阴气未盛，故未能深入而取之，当刺俞上，以泻太阴之湿，取合穴，以虚阳腑之邪，以阳气始衰，故取之于合。盖秋时阳气下降，始归于腑，而后归于阴也。

---

① 留溢：原为“流溢”，据《素问》改。

② 盛：原为“盈”，据《黄帝内经素问集注》改。

③ 秋为刑官：原为“夫秋，刑官也”，今遵原文，未予改动。

第三十八节　冬刺之确要

冬取井荥[①]何也？曰：冬者水始治，肾方闭，阳气衰少，阴气坚盛，巨阳伏沉，阳脉乃去，故取井以下阴逆，取荥以实阳气。故曰冬取井荥，春不鼽衄，此之谓也。

张隐庵曰：肾为水藏，冬令闭藏，阳气已衰，而阴寒之气，坚盛于外，太阳之气伏沉，其阳脉亦乃去阳而归伏于内矣[②]。故当取井以下阴逆之气，取荥以实沉伏之阳，顺时令也。夫井，木也，木生于水，故取井木以下阴气，勿使其发生而上逆也。荥，火也。故取荥穴以实阳气，乃助其伏藏也。盖冬令闭藏，以益春生之气，故冬取井荥，助藏太阳少阴之气，至春时阳气外出，卫固于表，不使风邪有伤肤腠络脉，故春不鼽衄，此之谓也。

第三十九节　逆治之禁刺

灵枢玉版篇曰：其腹大胀，四末清[③]，脱形，泄甚[④]，是一逆也。腹胀便血，其脉大时绝，是二逆也。咳溲血，形肉脱，脉搏，是三逆也。呕血，胸满引背，脉小而疾，是四逆也。咳呕腹胀，且飧泄，其脉绝，是五逆也。如是

---

① 荥：原误写为荣，据《素问》改，下文有此误者，径改，不出注。

② 矣：原为“也”，据《黄帝内经素问集注》改。

③ 四末清：原为“四末清冷”，据《黄帝内经灵枢注证发微》删。

④ 脱形，泄甚：原为“脱形泄甚”，据《黄帝内经灵枢注证发微》改。

者不过一时而死矣。工不察此而刺之，是谓逆治。①

马元台曰：腹大而胀，四肢则②冷，而③其形既脱，其泄又甚，非一逆而何？腹胀于中，便血于下，乃阴证也，而脉大时绝，是大为阳脉，绝为死脉，非二逆而何。在上为咳，在下溲血，其形已脱，火盛水亏也，而脉又搏击，非三逆而何。呕血而胸满引眦，脉固宜小，而小中带疾，虚而火盛也，非四逆而何。上为咳呕④，中为腹胀，下为飧泄，病已虚也，而其脉则绝，非五逆而何。此其所以不及一时而死也，日一时者，一周时也，五逆不可刺而刺之，是之谓逆治耳。

第四十节　现象之禁刺

素问刺禁论篇曰：无刺大醉，令人气乱。无刺大怒，令人气逆。无刺大劳人，无刺新饱人，无刺大饥人，无刺大渴人，无刺大惊人。

张介宾曰：大醉乱人气血，因而刺之，是益其乱⑤也。怒本逆气，乘怒刺之，其逆益甚⑥。大劳者气乏，刺之则气愈耗也。新饱者谷气盛满，经气未定，刺之恐其易泄也。

---

① 此段经文与《灵枢·玉版篇》多有不符，今遵原文未予改动。

② 则：原为“清”，据《黄帝内经灵枢注证发微》改。

③ 而：原缺，据《黄帝内经灵枢注证发微》补。

④ 上为咳呕：原此后多印“已”，据《黄帝内经灵枢注证发微》删。

⑤ 乱：原为“气”，据《类经》改。

⑥ 乘怒刺之，其逆益甚：原为“刺之其气益甚也”，据《类经》改。

饥人气虚，刺则愈伤其气也。渴者液少，刺则愈亡其阴也。

慕按：灵枢终始篇，凡刺之禁，新内勿刺，已刺勿内；已醉勿刺，已刺勿醉；新怒勿刺，已刺勿怒；新劳勿刺，已刺勿劳；已饱勿刺，已刺勿饱；已饥勿刺，已刺勿饥；已渴勿刺，已刺勿渴，与此篇可汇参。

第四十一节　五夺之禁刺

灵枢五禁篇曰：何谓五夺？形肉已夺，是一夺也；大夺血之后，是二夺也；大汗出之后，是三夺也；大泄之后，是四夺也；新产及大血之后，是五夺也。此皆不可泻。

张介宾曰：此五夺者，皆元气之大虚者也，若再泻之，必至于殆[①]，不惟用针，用药亦然。

慕按：病至五夺，无论汤剂针灸，即急行用补，犹恐不及，而况于泻乎。

第四十二节　四避之禁刺

灵枢逆顺篇曰：无刺熇熇之热[②]，无刺漉漉之汗，无刺浑浑之脉，无刺病与脉相逆者。

张介宾曰：熇熇，热之甚也。漉漉，汗之多也。浑浑，虚实未辨也。病与脉相逆，形证阴阳不合也，是皆未可刺者也。

第四十三节　过分之禁刺

素问刺要论篇曰：病有在毫毛腠理者，有在皮肤者，

① 殆：原为“死”，据《类经》改。

② 热：原为“肉”，据《类经》改。

有在肌肉者，有在脉者，有在筋者，有在骨者，有在髓者。是故刺毫毛腠理无伤皮，皮伤则内动肺，肺动则秋病温疟，泝泝然寒栗。刺皮无伤肉，肉伤则内动脾，脾动则七十二日四季之月，病腹胀烦不嗜食。刺肉无伤脉，脉伤则内动心，心动则夏病心痛。刺脉无伤筋，筋伤则内动肝，肝动则春病热而筋弛。刺筋无伤骨，骨伤则内动肾，肾动则病胀腰痛。刺骨无伤髓，髓伤则销铄胻酸，体解㑊然不去矣。

张介宾曰：刺毫毛腠理者，最浅者也，皮则稍深矣，皮为肺之合，皮伤则内动于肺，肺应秋，故秋病温疟，泝泝然寒栗也，泝音素。

皮在外，肉在内。肉为脾之合，肉伤则内动于脾，脾土寄王于四季之末，各一十八日，共为七十二日，脾气既伤，不能运化，故于辰戌丑未之月，当病胀烦不嗜食也。

脉在肉中，为心之合，脉伤则内动于心，心王于夏，外气伤故夏为心痛。

脉非筋也，筋合肝而王于春，筋伤则肝气动，故于春阳发生之时，当病热证。热则筋缓，故为驰纵。

筋在外，骨在内，骨合肾而王于冬，骨伤则内动于肾，故至冬时为病胀，为腰痛①，以化元受伤，而腰为肾之府也。

髓为骨之充，精之属，最深者也，精髓受伤，故为干枯销铄胻酸等病，懈㑊者，怠困弱之名，阴之虚也。阴虚则气虚，气虚则不能举动，是谓不去也。

---

① 腰痛：原为“腰解㑊”，据《类经》改。

第四十四节　失宜之禁刺

素问刺齐论篇曰：刺骨无伤筋者，针至筋而去，不及骨也。刺筋无伤肉者，至肉而去，不及筋也。刺肉无伤脉者，至脉而去，不及肉也。刺脉无伤皮者，至皮不去，不及脉也。所谓刺皮无伤肉者，病在皮中，针入皮中，无伤肉也。刺肉无伤筋者，过肉中筋也，刺筋无伤骨者，过筋中骨也。

张介宾曰：病在骨者，直当刺骨，勿伤其筋；若针至筋分，索气而去①，不及于骨，则病不在肝，攻非其过是伤筋也②。

病在筋者，直当刺筋，若针至肉分而去，不及于筋，则病不在脾，是伤肉也。

病在肉者，直宜③刺肉，若针至脉分而去，不及于肉，则病不在心，是伤脉也。

病在脉者，直当刺脉，若针至皮分而去，不及于脉，则病不在肺，是伤皮也。

刺皮过深而中肉者，伤其脾气也。

刺肉过深而中筋者，伐其肝气④也。

---

① 索气而去：原为“而去”，据《类经》补。

② 病不在肝，攻非其过是伤筋也：原为“病不在肝，是伤筋也”，据《类经》补。

③ 宜：原为“当”：据《类经》改。

④ 伐其肝气：原为“伤其肾气”，与下文误排，据《类经》改。

刺筋过深而中骨者，伤其肾气[①]也。

慕按：[②] 前四节言宜深者勿浅，后三节言宜浅者勿深。

卢良侯曰：皮肉筋骨，是属一道，而各有浅深之分，络脉经脉，另属一道，而亦有浅深之分。

第四十五节 误刺之变病

素问刺禁论篇曰：刺面中溜脉，不幸为盲。刺舌下，中脉太过，血出不止为喑。刺足下布络中脉，血不出为肿。刺郄[③]中大脉，令人仆，脱色。刺气街中脉，血不出，为肿鼠仆。刺脊间中髓，为伛。刺乳上中乳房，为肿根蚀。刺缺盆中内陷，为泄，令人喘咳逆。刺手鱼腹，内陷为肿。刺客主人内陷中脉为内漏，为聋。刺膝膑出液为跛。刺臂太阴脉，出血多立死[④]。刺足少阴脉，重虚出血，为舌难以言。刺膺中陷中，肺为喘逆仰息。刺肘中内陷，气归之为不屈伸。刺阴股下三寸内陷，令人遗溺。刺腋下胁间内陷，令人咳。刺少腹，中膀胱，溺出，令人少腹满。刺腨肠内陷为肿，刺匡上陷骨中脉，为漏为盲。刺关节中液出，不得屈伸。

（刺面中溜脉）马元台曰：按灵枢本轮篇云：溜于鱼际，则溜与流同，所谓溜脉者，凡脉与目流通者皆是也。又按灵枢大惑篇云：五脏六腑之精，皆上注于目，而为之

---

① 伤其肾气：原为“伤其肝气”，与上文误排，据《类经》改。

② 慕按：原缺，据文义补。

③ 郄：原缺，据《黄帝内经素问注证发微》补。

④ 刺臂太阴脉，出血多立死：此句原缺，据《黄帝内经素问》补。

精。又按灵枢论疾诊尺篇云：赤脉从上下者太阳病，从下上者阳明病，从外走内者少阳病，此皆溜脉之义也，不知其脉与目通，而刺面部者误中溜脉，则不幸而目当为盲也。

（刺舌下中脉太过）张隐庵曰：舌下，廉泉穴也。灵枢经云：会厌者，音声之户也，舌者，音声之机也。会厌之脉上络任脉①，是以刺任脉而血出不止，则为喑。

（刺足下布络）张隐庵曰：此论泻冲脉，血不出而为肿也，冲脉者，经血之海，邪入于经，则血有余，而当泻血不出，则气亦不行，故为肿矣。

（刺郄②中大脉）张隐庵曰：此刺膀胱之脉，太过而为仆也。郄，浮郄③也，足太阳之脉，循于腰，下贯臀，至承扶浮郄委阳，入腘中之委中④，所谓浮郄者，其脉浮于肉之隙间，所当浅刺者也，若刺之太过而中大脉，则伤太阳之气矣。太阳为诸阳主气，阳气暴厥，则为仆扑，气伤则脱色也。

（刺气街中脉）马元台曰：气街者⑤一名气冲，系足阳明胃经穴，在脐下横骨端，鼠鼷上一寸，刺气街者，误中其脉，而血又不出，则血气并聚于中，故内结为肿，在鼠鼷之中也。

（刺脊间中髓）张隐庵曰：伛，偻也。经云：刺骨无伤髓，刺脊骨之间，深而中髓，则髓销铄，而为伛偻不伸之

---

① 任脉：原为之，据《黄帝内经素问集注》补

② 郄：原缺，据《黄帝内经素问集注》补。

③ 原缺，据《黄帝内经素问集注》补。

④ 入腘中之委中：原为“入委中”，据《黄帝内经素问集注》补。

⑤ 者：原缺，据《黄帝内经素问注证发微》补。

病。

（刺乳上）张隐庵曰：乳上之穴，名曰乳中，其内为乳房，其下为乳根穴，皆属足阳明胃经。刺乳上，误中乳房则肿，其下为乳根者，有如虫蚀之痛痒也。

（刺缺盆）马元台曰：五藏者，肺为之盖，缺盆为道，肺藏气而主息，刺缺盆中内陷，以缺盆在横骨陷中也，则肺气外泄，故令人喘咳而气逆耳。

（刺手鱼腹）张隐庵曰：鱼腹，在手大指下，手太阴之鱼际穴也。肺主气，脉内陷，则血不得散，气不得出，故为肿。

（刺客主人）张隐庵曰：客主人，足少阳胆经脉也。内陷中脉，谓客主人内之脉也，盖手足少阳之脉，盘错于耳前目侧浮浅之内，而又有陷中之深脉也。足少阳之脉，有从耳后入耳中者，手少阳之脉，亦有从耳后入耳中，出走耳前，过客主人。病在耳聋，浑浑焞焞，此言刺客主人太过，则误中内陷交过之脉，而为耳内漏而聋也。

卢良侯曰：浮浅者为络脉，深者为经脉，而经脉之内，又有深邃之大经，所取之脉，而内有交过之陷脉，是以刺客主人①，太过则中大经，刺客主人太过，则中交过之脉。当知经脉之内，而又有经脉之交错也。

（刺膝膑出液）张隐庵曰：膑，膝盖骨也，膝乃筋之会，液者，所以灌精濡空窍者也，液脱，则精无以濡养②，屈伸不利而为跛矣。

---

① 客主人：原为“跗上阴股”，据《黄帝内经素问集注》改。

② 养：原为“拳”，据《黄帝内经素问集注》改。

（刺足少阴脉）张隐庵曰：足少阴，肾脉也。肾虚①而复出其血，是谓重虚，少阴之脉，循喉咙，系舌本，故难以言。

（刺膺中陷中）张隐庵曰：胸前之两旁，谓之膺，足阳明之俞，在膺中，肺经之脉，亦②循膺中之云门中府而出③，若刺膺中之脉陷而入深，误中肺脉，则令人喘逆仰息。

（刺肘中内陷）张隐庵曰：肘中，手太阴尺泽④穴也。内陷者，不能泻出其邪，而致气归于内也，气不得出，则血不得散，故不能屈伸也。

（刺阴股下）张隐庵曰：阴股下三寸，足少阴之络也。内陷者，气不至而及陷于内也，肾开窍于二阴，故令人遗溺。

（刺腋下胁间）张隐庵曰：肺脉从肺系横出腋下，刺肺脉，而气反内陷，则气上逆而为咳。

（刺小腹中膀胱）张隐庵曰：膀胱居小腹之内，刺小腹而误中膀胱，则胞气外泄，故溺出而小腹虚满也。

（刺腨肠内陷）张隐庵曰：腨肠，一名鱼腹，俗名⑤腿肚，如鱼之腹，故以为名。

张介宾曰：肉厚气深，不易行散，气反内陷，故为肿也。

（刺匡上）张隐庵曰：匡，目匡也，陷骨中脉，匡骨上

---

① 虚：原为“阴”，据《黄帝内经素问集注》改。
② 亦：原为“六”，据《黄帝内经素问集注》改。
③ 出：原为“分”，据《黄帝内经素问集注》改。
④ 尺泽：原为“天泽”，据《黄帝内经素问注证发微》改。
⑤ 名：原为“南”，据《黄帝内经素问集注》改。

之陷脉也。刺脉而伤其目系，则泪流不止，而为漏[1]，无所见而为盲。

（刺关节中液出）张隐庵曰：关节者，骨节交会之机关处也。液者，淖泽注于骨，骨属屈伸，故液脱者，骨节屈伸不利。

马元台曰：凡刺手足关节之所，即臂肘股膝之交也，使之液出，则筋膜渐干，故不分手足，皆不得屈伸耳。

第四十六节　误刺之死亡

刺中心一日死，其动为噫。刺中肝，五日死，其动为语。刺中肾，六日死，其动为嚏。刺中肺，三日死，其动为咳。刺中脾，十日死，其动为吞。刺中胆，一日半死，其动为呕。刺跗上，中大脉，血出不止死。刺头中脑户，入脑立[2]死。刺阴股中大脉，血出不止死。刺臂太阴脉，出血多，立死。

（刺中心）张隐庵曰：日为阳，心为阳中之太阳，故环转一周而死，动者，伤其藏真而变动也。心气为噫，噫则在心气绝矣。

（刺中肝）张隐庵曰：肝在气为语，语则肝气绝矣。声合五音，五日者，五音之数终也。

（刺中肾）张隐庵曰：阴终于六，六日者，肾藏之阴气终也。肾为本，肺为末，其动为嚏者，肾气从上泄也。

（刺中肺）张隐庵曰：藏真高于肺，主行营卫阴阳，刺中肺，故死于天地之生数也。肺在气为咳，咳则肺气绝矣。

---

① 漏：原为“满视”，据《黄帝内经素问集注》改。

② 立：原为“者”，据《黄帝内经素问集注》改。

（刺中脾）张隐庵曰：十日者，阴数之极也。吞，吞咽也。脾主涎，脾气绝，而不能灌溉于四旁，故变动为吞也。

（刺中胆）张隐庵曰：胆汁泻者呕苦，呕则胆气绝矣，十一藏府皆取决于胆，是胆为藏府阴阳生成之始，故中胆者一日半死。盖[①]一者奇之始，二者偶之基。一日半者，死于一二日之间也。

（刺跗上）张隐庵曰：跗上，足跗之上，足阳明之冲阳处也。大脉，大络也。胃为藏府气血之生原，血出不止，原将绝矣。此中伤胃气而死也[②]。

（刺头中脑户）张隐庵曰：脑户，督脉穴名。督脉从脑户而上至于百会。囟[③]会，乃头骨两分，内通于脑，若刺深而误中于脑者立死。

（刺阴股大脉）张隐庵曰：阴股，足少阴经脉所循之处。大脉，大络也。夫[④]血气始于先天足少阴肾，生于后天足阳明胃。刺中大脉，血出不止，则血气皆脱矣。时以刺跗上与阴股，误中大络而血不止者，俱死，谓其生始之原绝也。

马元台曰：此言刺阴股而误中大脉者为死也。阴股之中，脾之脉也，脾主中央孤藏以灌四旁，今血出不止，脾气将竭，故死。

慕按：阴股大脉，张氏指属肾，马氏指属脾。考内难两经，人身之络凡十五，手足三阴三阳有十二络，并任督

---

① 盖：原缺，据《黄帝内经素问集注》补。

② 此句《黄帝内经素问集注》中无。

③ 囟：原为“百”，据《黄帝内经素问集注》改。

④ 夫：原缺，据《黄帝内经素问集注》补。

各有一络，而脾经又有一大络，共十五络，是脾经有一大络，而肾经无大络也，今阴股大脉，指大络言，当从马解为是。

（刺臂太阴脉）马元台曰：此言刺肺脉而出血过多者，当立死也，臂太阴，即手太阴肺经之脉，按灵枢寒热病篇亦有①臂太阴，以其脉行于臂，即可曰手，又可曰臂也，肺主行营卫阴阳，今出血多，则营卫绝，故立死也。

慕按：素问诊要经终论篇，凡刺胸腹者必避五脏，中心者环死，中脾者五日死，中肾者七日死，中肺者五日死，中鬲者皆为伤中其病，虽愈，不过一岁必死。可与本节互参。

第四十七节　反实②之针误

灵枢九针十二原篇曰：五藏之③气已绝于内，而用针者反实其外，是谓重竭，重竭必死，其死也静。五藏之气已绝于外，而用针者反实其内，是谓逆厥，逆厥必死，其死也躁。

张隐庵曰：五脏之气绝于内者，脉口气内绝不至，反取其外病之处，与阳络之合，有留针以致阳气，阳气至，则内重竭，重竭则死矣。无气以动，故静。五脏之气已绝，于外者，脉口气外绝不至，反取其四末之输，有留针以致其阴气，阴气至，则阳气外入，入则逆，逆则死矣。其死也，阴气有余，故躁。

---

① 亦有：原缺，据《黄帝内经素问注证发微》补。

② 实：原为“宝”，据目录改。

③ 之：原为“之之”，据《黄帝内经素问注证发微》改。

第四十八节　死征之针戒

灵枢热病篇曰：热病不可刺者有九，一曰汗不出，大颧发赤，哕者死；二曰泄而腹满甚[1]者死；三曰目不明，热不已者死；四曰老人婴儿，热而腹满者死；五曰汗不出，呕下血者死；六曰舌本烂，热不已者死；七曰咳而衄，汗不出，出不至足者死；八曰髓热者死；九曰热而痉者死；腰折瘈疭，齿噤龂也。

马元台曰：其一热病汗不得出，大颧骨之上，发而为赤，胃邪盛也，谷气与邪气相争，发而为哕，胃气虚也，此其所以死也。其二热病下则为泄，而腹尤甚满，不以泄减，脾气衰也，此其[2]所以死也。其三目以热而不明，热又甚而不已，肝气衰也，此其所以死也。其四凡老人婴儿，热病而腹满者，脾邪盛也，此其所以死也。其五热病而汗既不出，心气衰也，血或呕或下，邪气尤盛也，此其所以死也。其六舌本已烂，热犹不已，心邪盛也，此其所以死也。其七热病咳而且衄，肺邪盛也，其热已极，汗犹不出，心气衰也，继汗出而不至足，此即上节阳脉之衰，此其所以至于死也。其八热病而髓甚热，热则髓枯，肾气衰也，此其所以至于死也。其九热病发而为痉，盖热极生风，而为强病也，此其所以至于死也。凡此九者，其腰必折，其病发为瘈疭，其齿必噤且龂，皆死征已见，刺之无益也。

---

① 甚：原缺，据《黄帝内经素问注证发微》补。

② 此其：原为"其次"，据《黄帝内经素问注证发微》改。

第四十九节 阴阳之定位

灵枢寿夭刚柔篇曰：阴中有阴，阳中有阳，审知阴阳，刺之有方。得病所始，刺之有理。谨度病端，与时相应。内合于五脏六腑，外合于筋骨皮肤。是故内有阴阳，外亦有阴阳。在内者五脏为阴，六腑为阳；在外者筋骨为阴，皮肤为阳，故曰病在阴之阴者，刺阴之荥输；病在阳之阳者，刺阳之合；病在阳之阴者，刺阴之经；病在阴之阳者，刺络脉。

张隐庵曰：阳者天气也，主外；阴者地气也，主内。然天地阴阳之气，上下升降，外内出入，是故内有阴阳，外亦有阴阳；皮肤筋骨，五脏六腑，外内相合，与时相应者也。五脏为阴，六腑为阳，在内之阴阳也；筋骨为阴，皮肤为阳，在外之阴阳也。病在阴之阴者，病在内之五脏，故当刺阴之荥输；病在阳之阳者，病在外之皮肤，故当刺阳之合。谓六腑外合于皮肤，故当取腑经之合穴也，病在阳之阴者，病在外之筋骨，故当刺阴之经。谓五脏外合于筋骨，故当取阴之经也；病在阴之阳者，病在内之六腑，故当刺络脉。

第五十节 阴阳之审治

病在阳者名曰风，病在阴者名曰痹，阴阳俱病，命曰风痹。病有形而不痛者，阳之类也；无形而痛者，阴之类也。无形而痛者，其阳完而阴伤之也，急治其阴，无攻其阳。有形而不痛者，其阴完而阳伤之也，急治其阳，无攻其阴。

张隐庵曰：有形者，皮肉筋骨之有形，无形者，五脏六腑之气也。病有形而不痛者，病在外之阳也；病无形而痛者，气伤痛也。阴完，阳完者，脏腑阴阳之气不伤也。

第五十一节　五邪之针刺

灵枢刺节真邪篇曰：凡刺五邪之方，不过五章，瘅热消灭，肿聚散亡，寒痹益温，小者益阳，大者必去。

张隐庵曰：邪者，谓不得中正之和调也。章，法也。谓阳盛于外而为瘅热者，使之消灭；气热①而为臃肿者，使之散亡；寒者致其神气以和之，真气小者，益其阳；大者必使之归去也。

第五十二节　痈邪之针向

凡刺痈邪，无迎陇，易俗移性，不得脓，脆道更行，去其乡，不安处所，乃散亡，诸阴阳过痈者，取之其输泻之。

张介宾曰：陇，盛也。营卫生会篇曰：日中而阳陇。生气通天论作隆，盖陇隆通用也。无迎陇者，痈邪之来锐所当避也。易俗移性，谓益宜从缓调和，如移易俗性不宜欲速。此释上文肿聚散亡也。乡，向也。安，留聚也。去其毒气所向，不使安留处所，乃自消散也。故于诸阴经阳经，但察其过于壅滞者，皆当取输穴，以泻其锐气，是即所谓去其乡也。

第五十三节　大邪之针向

凡刺大邪日以小，泄夺其有余，乃益虚，剽其通，针

① 气热：原为“热气”，据《黄帝内经素问集注》改。

其邪，肌肉亲视之，毋有反其真，刺诸阳分肉间。

张介宾曰：大邪，实邪也。邪气盛大，难以顿除，日促小之，自可渐去，去其有余，实者虚矣，此释上文大者必去也。剽，砭刺也。通，病气所由之道也。针无妄用，务中其邪也。邪正脉色，必当亲切审视，若以小作大，则反其真矣，盛大实邪，多在三阳，故宜刺诸阳分肉间也。

第五十四节　小邪之针向

凡刺小邪日以大，补其不足，乃无害，视其所在，迎之界，远近尽至，其不得外侵而行之，乃自费，刺分肉间。

张介宾曰：小邪，虚邪也。虚邪补之，则正气自大，而邪自退也。不足而补，乃可无害。此释上文小者益阳，迎之界者，迎其气行之所也。先补不足之经，后泻有余之经，邪去正复，则远近之真气尽至，邪气不得外侵，则必费散无留矣。小邪随在可刺，故但取分肉间也。

第五十五节　热邪之针向

凡刺热邪，越而苍，出游不归，乃无病，为开辟门户，使邪得出，病乃已。

张介宾曰：越，发扬也。苍，卒疾也。出游，行散也。归，还也。凡刺热邪者，贵于速散，散而不复，乃无病矣。此释上文瘅热消灭也。开通壅滞，辟其门户，以热邪之宜泻也。

张隐庵曰：热邪者，阳气盛而留于肌腠之间，故为热也。苍者，天之正色也。越而苍者，使邪热发越，而天真之气色见矣。出游不归，谓神气游行于外，而不返其真，此为开辟门户，使邪得出后病乃已，故虽[①]出游不归，乃无病。此盖言真气外内出入，环转无息者也。

马元台曰：此详言瘅热消灭之法也，凡刺热邪，其热盛，则神思外越，而意气苍茫，若出游不归，乃欲[②]无病，当开辟之，以通其门户，使热邪得出，所谓泻其有余，则病乃至已。

第五十六节 寒邪之针问

凡刺寒邪日以温，徐往徐来致其神，门户已闭，气不分，虚实得调，其气存也。

张介宾曰：温者，温其正气也，徐往徐来，欲和缓也，致其神也，致其阳气，则寒邪自除，此释上文寒痹益温也；补其虚，则门户闭，而气不泄，故虚实可调，而真气可存也。

第五十七节 俞刺之认定

灵枢官针篇曰：凡刺有九，以应九变。一曰俞刺，俞刺者刺诸经荥俞藏俞也。

张介宾曰：诸经荥俞，凡井荥经合之类，皆俞也。藏俞，背间之脏腑俞也。

慕按：五脏五俞，五五二十五俞，六腑六俞，六六三十六俞。经脉十二，络脉十五，凡二十七气以上下，所出为井，所溜为荥，所注为俞，所行为经，所入为合。二十七气所行，皆在五俞也，五脏有井荥俞经合，六腑有井荥

① 虽：原为“难”，据《黄帝内经素问集注》改。

② 欲：原为“为”，据《黄帝内经灵枢注证发微》改。

俞原经合之六俞。五脏言五俞而不言原穴者，以阴经有俞而无原，而阳经之原，则以俞并之也。

张隐庵曰：俞刺，刺五脏之经俞，所谓荥俞，治外经也。

马元台曰：俞刺，刺诸经之荥穴俞穴，及背间之心俞肺俞脾俞肾俞肝俞也。

第五十八节　远道刺之认定

二曰远道刺，远道刺者，病在上，取之下，刺腑俞也。

张介①宾曰：腑俞，谓足太阳膀胱经，足阳明诸经，足少阳胆经。十二经中，惟此三经最远，可以因下取上，故曰：远道刺。

张隐庵曰：远道刺者，病在上而取下之合穴，所谓合治六腑也。

马元台曰：远道刺，病在上，反取穴于下，所以刺足三阳经也。

第五十九节　经刺之认定

三曰经刺，经刺者，刺大经之结络经分也。

张介宾曰：刺结络者，因其结聚而直取之，所谓解结也。

张隐庵曰：大经者，五脏六腑之大络也。邪客于皮毛，入舍于孙络，留而不去，闭结不通，则流溢于大经之分，而生奇病，故刺大经之结络以通之。

① 张介宾：原为“张久宾”，误，径改。

第六十节　络刺之认定

四曰络刺，络刺者，刺小络之血脉也。

张介宾曰：调经论云：病在血，调之络。经脉篇云：诸刺络脉者，必刺其结上，甚血者虽无结，急取之，以泻其邪而出其血，留之发为痹也。

第六十一节　分刺之认定

五曰分刺，分刺者，刺分肉之间也。

张介宾曰：刺分肉者，泄肌肉之邪也。

张隐庵曰：分刺者，分肉之间，溪谷之会，亦有三百六十五穴会，邪在肌肉者取之。

第六十二节　大泻刺之认定

六曰大泻刺，大泻刺者，刺大脓以铍针也。

张介宾曰：治痈疡也。

第六十三节　毛刺之认定

七曰毛刺，毛刺者，刺浮痹皮肤也。

张隐庵曰：毛刺者，邪闭于皮毛之间，浮浅取之，所谓刺毫毛无伤皮，刺皮无伤肉也。

第六十四节　巨刺之认定

八曰巨刺，巨刺者，左取右，右取左。

张介宾曰：邪客于经而有移易者，以巨刺治之。

马元台曰：巨刺者，左病取右，右病取左。素问调经论曰：病在于左，而右脉病者，巨刺之。素问缪刺论以刺经穴为巨刺，刺络穴为缪刺，皆左取右，右[1]取左。

第六十五节　焠刺之认定

九曰焠刺，焠刺者，刺燔针则取痹也。

张介宾曰：谓烧针而刺也，即后世火针之属，取寒痹者用之。

马元台曰：焠刺刺以燔针，所以取痹证也。

调经论曰：病在骨，焠刺药熨。

第六十六节　偶刺之商榷

凡刺有十二节，以应十二经，一曰偶刺，偶刺者，以手直心若背，直痛所，一刺前，一刺后，以治心痹，刺此者，傍针之也。

张介宾曰：偶，两也，前后各一，故曰偶刺。直，当也，以手直心若背，谓前心后心，当其痛所各用一针治之，然须斜针以刺其旁，恐中心则死也。

张隐庵曰：偶刺者，一刺胸，一刺背，前后阴阳之相偶也，傍取之，恐中伤心气也。

第六十七节　报刺之商榷

二曰报刺，报刺者，刺痛无常处也，上下行者，直内无拔针，以左手随病所按之，乃出针复刺之也。

张介宾曰：报刺，重刺也，痛无常处，则或上或下，随病所在，即直内其针，留而勿拔，乃以左手按之，再得痛处，乃出前针而复刺之也。

---

① 右：原缺，据《黄帝内经灵枢注证发微》补。

马元台曰：报刺，所以刺其痛无常处也。凡痛时上时下者，当直纳其针，无拔出之，以左手随其痛处而按之，然后出针，俟其相应①，又复刺之，刺而复刺，故曰报刺。

第六十八节　恢刺之商榷

三曰恢刺，恢刺者，直刺傍之举之，前后恢筋急，以治筋痹也。

张介宾曰：恢，恢廓也。筋急者，不刺筋而刺其旁，必数举其针，或②前或后，以恢其气，则筋痹可舒也。

马元台曰：恢刺，以针直刺其旁，复举其针，前后恢荡其筋之急者，所以治筋痹也。

第六十九节　齐刺之商榷

四曰齐刺，齐刺者，直入一，傍入二，以治寒气小深者；或曰三刺，三刺者，治痹气小深者也。

张介宾曰：齐者，三针齐用也，故又曰三刺。以一针直入其中，二针夹入其旁，治寒痹稍③深之法也。

马元台曰：齐刺，用一针以直入之，用二针以旁入之，所以治寒痹之小且深者。因用三针，故又曰三刺也。

第七十节　扬刺之商榷

五曰扬刺，扬刺者，正内一，傍内四而浮之，以治寒气之搏大者也。

---

① 俟其相应：原为“以俟其相应”，据《类经》删。

② 或：原为“数”，据《类经》改。

③ 稍：原为“消”，据《类经》改。

马元台曰：扬刺者，正内其针一，傍内其针四，而又浮举其针而扬之，所以治寒气之搏大也。

第七十一节　直针刺之商榷

六曰直针刺，直针刺者，引皮乃刺之，以治寒气之浅者也。

张介宾曰：直者，直入无避也，引起其皮而刺之，则所用不深，但治寒气之浅者。

马元台曰：直针刺[①]，先用针以引起其皮，而后入刺也，所以治寒气之浅者也。

第七十二节　输刺之商榷

七曰输刺，输刺者，直入直出，稀发针而深之，以治气盛而热者也。

张介宾曰：输，委输也，言能输泻其邪，非上文荥输之谓。直入直出，用其锐也。稀发针，留之久也。久而且深，故可以去盛热之气。

第七十三节　短刺之商榷

八曰短刺，短刺者，刺骨痹，稍摇而深之，致针骨所[②]**，所以上下摩骨也**。

张隐庵曰：短刺者，用短针深入而至骨，所以使上下摩之，而取其骨痹也。

---

① 直针刺：原为“直针刺者”，据《黄帝内经灵枢注证发微》删。

② 致针骨所：原缺“所”，据《黄帝内经灵枢集注》补。

第七十四节　浮刺之商榷

九曰浮刺，浮刺者，傍入而浮之，以治肌急而寒者也。

张介宾曰：浮，轻浮也，傍入其针而浮举之，故可治肌肤之寒。

马元台曰：浮刺，似前扬刺，但彼有正纳旁纳，而此则只①用旁入之针耳。

第七十五节　阴刺之商榷

十曰阴刺，阴刺者，左右率刺之，以治寒厥中寒，足踝后少阴也。

张介宾曰：阴刺者，刺阴寒也，率，统也，言治寒厥者，于足踝后少阴经左右皆刺之。

马元台曰：中寒厥者，必始于阴经，自下而厥上，故取足踝后少阴经之穴以刺之，名阴刺者，以其刺阴经也。

第七十六节　傍针刺之商榷

十一曰傍针刺，傍针刺者，直刺傍刺各一，以治留痹久居者也。

张介宾曰：傍针刺者，一正一傍也，正者刺其经，傍者刺其络，故可以刺②久居之留痹。

第七十七节　赞刺之商榷

十二曰赞刺，赞刺者，直入直出，数发针而浅之出血，

① 只：原为“但”，据《黄帝内经灵枢注证发微》改。
② 刺：原为“治”，据《类经》改。

是谓治痈肿也。

张隐庵曰：赞，助也，数发针而浅之出血，助痈肿之外散也。

第七十八节　半刺之因应

凡刺有五，以应五藏，一曰半刺，半刺者，浅内而疾发针，无针伤肉，如拔毛状，以取皮气，此肺之应也。

马元台曰：浅纳[1]其针，而又速发之，似非全刺，故曰半刺。无深入以伤其肉，如拔毛之状，所以止取皮间之气，盖肺为皮之合，故为肺之应也。

第七十九节　豹文刺之因应

二曰豹文刺，豹文刺者，左右前后针之，中脉为故，以取经络之血者，此心之应也。

马元台曰：因多其针，左右前后刺之，故曰豹文。中其脉以为故，悉取经络中之血，盖心主血，故为心之应也。

第八十节　关刺之因应

三曰关刺，关刺者，直刺左右尽筋上，以取筋痹，慎无出血，此肝之应也。

马元台曰：直刺左右手足，尽筋之上，正关节之所在，所以取筋痹也，慎无出血，盖肝主筋，故为肝之应也。

第八十一节　合谷刺之因应

四曰合谷刺，合谷刺者，左右鸡足，针于分肉之间，

① 纳：原为“内”，据《黄帝内经灵枢注证发微》改。

以取肌痹，此脾之应也。

张介宾曰：合谷刺者，言三四攒合，为鸡足也。邪在肉间，其气广大，非合刺不可。脾主肌肉，故取肌痹者，所以应脾。

马元台曰：合谷刺者，左右用针，如鸡足，然针于分肉之间，以取肌痹，盖脾主肌肉，故为脾之应也。

第八十二节　输刺之因应

五曰输刺，输刺者，直入直出，深内之至骨，以取骨痹，此肾之应也。

张介宾曰：输刺义见前章。肾主骨，刺深至骨，所以应肾。

广东中医药专门学校针灸学讲义

粤东南海湘岩梁慕周编辑

第二章　针体总论[①]

第一节　镵针之形式

灵枢九针十二原篇曰：一曰镵针，长一寸六分。镵针者，头大末锐，去泻阳气。

第二节　员针之形式

二曰员针，长一寸六分。员针者，针如卵形，揩摩分间，不得伤肌肉，以泻分气。

第三节　鍉针之形式

三曰鍉针，长三寸半。鍉针者，锋如黍粟之锐，主按脉勿陷，以致其气。

第四节　锋针之形式

四曰锋针，长一寸六分。锋针者，刃三隅，以发锢[②]

---

① 针体总论：原无，据目录补。

② 锢：古同“痼”。

疾。

第五节　铍针之形式

五曰铍针，长四寸，广二分半。铍针者，末如剑锋，以取大脓。

第六节　员利针之形式

六曰员利针，长一寸六分。员利针者，尖如氂[①]，且员且锐，中身微大，以取暴气。

慕按：釐同氂[②]，又音毛、暴气，脾气之暴发也。

第七节　毫针之形式

七曰毫针，长三寸六分。毫针者，尖如蚊虻喙，静以徐往，微以久留之而养，以取痛痹。

第八节　长针之形式

八曰长针，长七寸。长针者，锋利身薄，可以取远痹。

第九节　大针之形式

九曰大针，长四寸。大针者，尖如梃，其锋微员，以泻机关之水也。

第十节　九针之取法

灵枢九针论篇曰：九针者，天地之大数也，始于一而

---

① 尖如氂："尖"误为"大"，氂（釐）原缺，据下文注释疑为"釐"，据《灵枢》改、补。

② 氂：疑缺，据上下文补。

终于九。故曰：一以法天，二以法地，三以法人，四以法时，五以法音，六以法律，七以法星，八以法风，九以法野。

张隐庵曰：九针之道，应天地之大数，而合之于人，人之身形，应天地阴阳，而合之于针，乃交相输应者也。天者地者人者①，三才之道也，天地之大数，始于一而成于三，三而三之成九，九而九之，九九八十一，以起黄钟之数焉，以针应数也。肺属金，而位居尊高，为藏府之盖，故应天者肺。脾属土，而外主肌肉，故应土者肉也。血脉者，人之神气也，故人之所以成生者，血脉也。经络出于四肢，以应岁之十二月，故合于四时八风。五居九数之中，故主冬夏之分，分于子午也。律分阴阳，故合十二经脉。七窍在上，故应天之七星。人之四肢，应于四旁，骨有八节，故应八方之风。九野者，在天为分野，在地为九州，在人为膺喉头首，手足腰胁，故曰其气九州，九窍皆通于天气。

第十一节　镵针之究竟

一者天也，天者阳也。五藏之应天者肺，肺者，五藏六府之盖也。皮者，肺之合也，人之阳也。故为之治针，必以大其头而锐其末，令无得深入而阳气出。

张介宾曰：一者法天，法于阳也。人之五脏，惟肺最高，而覆于脏腑之上，其象应天，其合皮毛，亦属乎阳，故治镵针，必大其头、锋其末，盖所用在浅，但欲出其阳

① 大者地者人者：原为“天地人者”，据《黄帝内经灵枢集注》改。

邪耳。

第十二节　员针之究竟

二者地也，人之所以应土者肉也。故为之治针，必筩其身而员其末，令无得伤肉分，伤则气得竭。

张介宾曰：二者法地，地之应人者在肉。故治员针，必筩其身，员其末，针如卵形，以利导于分肉间，盖恐过伤肌肉，以竭脾气，故用不在锐，而主治分肉间之邪气也。

第十三节　鍉针之究竟

三者人也，人之所以成生者，血脉也。故为之治针，必大其身而员其末，令可以按脉勿陷以致其气，令邪气独出。

张介宾曰：三者法人，人之生成，在于血脉。故治鍉针，必大其身，员其末，用在按脉致气以出其邪，而不欲其过深陷于血脉之分也。

第十四节　锋针之究竟

四者时也，时者，四时八风之客于经络之中，为瘤病者也。故为之治针，必筩其身而锋其末，令可以泻热出血而痼病竭。

张介宾曰：四者法时，应在时气瘤邪而为病也。瘤者，留也，故治锋针必筩其身、锋其末，因其直壮而锐，故可以泻热出血而取壅固之疾①。

---

① 壅固之疾：原为“痼疾”，据《类经》改。

第十五节 铍针之究竟

五者音也，音者，冬夏之分，分于子午，阴与阳别，寒与热争，两气相搏，合为痈脓者也。故为之治针，必令其末如剑锋，可以取大脓。

张介宾曰：五以法音，音者，合五行而应天干，故有冬夏子午之分。治以铍针，必令其末如剑锋，用在治寒热取大脓，以平阴阳之气也。

第十六节 员利针之究竟

六者律也，律者，调阴阳四时而合十二经脉，虚邪客于经络，而为暴痹者也。故为之治针，必令尖如氂，且员且锐，中身微大以取暴气。

张介宾曰：六以法律，律应四时十二支而合于人之十二经脉。今虚邪客于经络而为暴痹者，治以员利针，必令尖如氂且圆且锐，中身微大，其用在利，故可以取诸经暴痹之气。

第十七节 毫针之究竟

七者星也，星者，人之七窍，邪之所客于经，而为痛痹，舍于经络者也。故为之治针，令尖如蚊虻喙，静以徐往，微以久留，正气因之，真邪俱往，出针而养者也。

张介宾曰：七以法星，而合于人之七窍，举七窍之大者言，则通身空窍，皆所主也。治以毫针，令尖如蚊虻喙，盖用在微细徐缓，渐散其邪，以养真气，故可以取寒热痛痹，浮浅之在络者。

第十八节　长针之究竟

八者风也，风者，人之股肱八节也，八正之虚风，八风伤人，内舍于骨解腰脊节腠理之间为深痹也。故为之治针，必长其身，锋其末，可以取深邪远痹。

张介宾曰：八以法风，而合于人之股肱八节，言八节，则通身骨节皆其属也。凡虚风之深入者，必内舍于骨解腰脊节腠之间，故欲取深邪远痹者，必为大针以治之也。

第十九节　大针之究竟

九者野也，野者，人之节解皮肤之间也，淫邪流溢于身，如风水之状，而溜不能过于机关大节者也。故为之治针，令尖如挺，其锋微员，以取大气之不能过于关节者也。

张介宾曰：九以法野，野以应人之周身。凡淫邪流溢于肌体，为风为水，不能过于关节而壅滞为病者，必用大针以利机关之大气，大气通，则淫邪行矣，尖如挺者，言其粗且巨也。

广东中医药专门学校针灸学讲义

粤东南海湘岩梁慕周编辑

第三章　灸法总论[①]

第一节　灸刺之合治

素问血气形志篇曰：形乐志苦，病生于脉，治之以灸刺。

马元台曰：世有身形快乐，而心志则苦，其病生于脉者，以心主脉也。当灸刺随宜以治之。

第二节　刺灸之串治

灵枢禁服篇曰：寸口大于人迎一倍，病在足厥阴。一倍而躁，病在手心主。寸口二倍，病在足少阴。二倍而躁，病在手少阴。寸口三倍，病在足太阴。三倍而躁，病在手太阴。盛则胀满寒中，食不化。虚则热中出糜、少气、溺色变。紧则痛痹，代则乍痛乍止。盛则泻之，虚则补之，紧则先刺而后灸之。

张隐庵曰：阴气太盛，则胀满寒中，虚则热中出糜，溺色变。气从内而外，由阴而阳也。是以候人迎气口，则

① 灸法总论：原无，据目录补。

知阴阳六气之盛虚，内可以验其藏府之病，阴阳外内之相通也。痛痹在于分腠之气分，腠者，皮肤藏府之肉理。故病在阳者，取之分肉；病在阴者，先刺而后灸之。盖灸者，所以启在内在下之气也。

第三节　徒灸之单治

陷下则徒灸之，陷下者，脉血结于中，中有著血，血寒故宜灸之。

张隐庵曰：陷下则徒灸之，盖言气陷下者宜灸，今入于脉中，又当取之于经矣，如陷于脉而宜灸者，乃脉受结之留血而陷于中，中有著血，血寒故宜灸也。

第四节　灸焫之缘起

素问异法方宜论篇曰：北方者，天地所闭藏之域也，其地高陵居，风寒冰冽，其民乐野处而乳食，藏寒满病，其治宜艾焫。故艾焫者，亦从北方来。

马元台曰：天地严寒之气，盛于北方，故北方者，天地闭藏之域也。其地最高，其居如陵，风寒冰冽，民思避之，故乐于野处，多食兽乳，乳性颇寒，是以人之藏气亦寒，而中满之病生，故北方之人，必用灸焫以暖之。后世之用灸焫者，从北方来也。

第五节　灸法之指归

灵枢官能篇曰：大寒在外，留而补之，入于中者，从合泻之。针所不为，灸之所宜。上气不足，推而扬之；下气不足，积而从之；阴阳皆虚，火自当之。厥而寒甚，骨廉陷下，寒过于膝，下陵三里。阴络所过，得之留止，寒

入于中，推而行之，经陷下者，火则当之；结络坚紧，火所治之。

张隐庵曰：太阳之上，寒气主之，太阳之气，主肤表，大寒在外，寒水之气在表也。故当留而补之，候阳气至而针下热，补其阳以胜其寒也，如寒邪上入于中者，从合以泻之。夫①合治内府，使寒邪从肠胃以泻出也，寒气之甚于外而入于中者，因阳气之在下也，故针所不能为，灸之所宜也，上气不足者，推而扬之也②。下气不足者，积而从之，谓气本于下之所生也。阴阳皆虚，火自当之，盖艾能于水中取火，能启阳气于阴中也。厥而寒甚，起于廉骨下之陷中，而上逆于膝，此寒厥也。寒厥起于足五指之里，集于膝下，而聚于膝上，盖气因于中阳气衰，不能渗荣其经络，阳气日损，阴气独在，故为之寒，是以取阳明之下陵三里以补之，此寒厥之在气也。若寒气从络之所过，得之则留而止之，如寒入于中，则当推而行之，此治寒厥之法也。若轻气下陷，则以火灸之，结络坚紧者，中有著血，血寒，则皆以火治之也。

第六节　灸法之补泻

灵枢背俞篇曰：背中大俞，在杼骨之端，肺俞，在三焦之间，心俞，在五焦之间，膈俞，在七焦之间，肝俞，在九焦之间，脾俞，在十一焦之间，肾俞，在十四焦之间，皆挟脊相去三寸所，则欲得而验之，按其处，应在中而痛解，乃其俞也。灸之则可，刺之则不可。气盛则泻之，虚

① 夫：原缺，据《黄帝内经灵枢集注》补。

② 也：原缺，据《黄帝内经灵枢集注》补。

则补之，以火补者，毋吹其火，须自灭也；以火泻者[①]，疾吹其火，传其艾，须其火灭也，

倪冲之曰：五脏六府之俞，皆在于背。焦，椎也，在脊背骨节之交，督脉之所循也。大杼在一椎之两旁，肺俞在三椎之间，心俞在五椎之间，膈俞在七椎之间，肝俞在九椎之间，脾俞在十一椎之间，肾俞在十四椎之间，皆挟脊相去三寸所，左右各间中行一寸五分也。按其俞，应在中而痛解者，太阳与督脉之相通也，言五藏而先言大杼者，乃项后大骨之端，督脉循于脊骨之第一椎也。言五脏而言七焦之膈俞者，五脏之气，皆从内膈而出也，故曰七节之旁，中有小心。中膈者皆为伤中，其病虽愈，不过一岁必死。夫五藏之俞，皆附于足太阳之经者，膀胱为水府，地之五行，本于天一之水也。按太阳之经，而应于督脉者，太阳寒水之气，督脉总督一身之阳，阴阳水火之气交也。灸之则可者，能启藏阴之气也，刺之则不可者，中心者环死，中脾者五日死，中肾者七日死，中肺者五日死，盖逆刺其五藏之气，皆为伤中，非谓中于藏形也。以火补之者，以火济水也。以火泻之者，艾名冰台，能于水中取火，能启发阴藏之气，故疾吹其火，即传上其艾以导引外出也。

第七节　灸癫之部分

灵枢癫狂篇曰：治癫疾者，常与之居，察其所当取之处，病至，视其有过者泻之，置其于血瓠壶之中，至其发时，血独动矣。不动灸[②]穷骨二十壮。穷骨者，骶骨也。

---

① 者：原为“之”，据《灵枢经》改。

② 灸：原为“炙”，据上下文改。

张隐庵曰：常与之居者，得其病情也，察其所当取之处。视其有过者泻之，谓视疾之在于手足何经而取之也。瓠[①]壶，葫芦也。致其血于壶中，发时而血独动者，气相感召也。为厥气传于手太阴太阳，则血于壶中独动，减天气太阳之运动也。不动者病人于地水之中，故当灸[②]骶骨二十壮。

第八节　脉癫之刺灸[③]

脉癫疾者，暴仆，四肢之脉，皆胀而纵，脉满，尽刺之出血；不满，灸之挟项太阳，灸[④]带脉于腰相去三寸，诸分肉本输。呕多沃沫，气下[⑤]泄不治。

张隐庵曰：经脉者，所以濡筋骨而利关节，脉癫疾，故暴仆也。十二经脉皆出于手足之井荥，是以四肢之脉皆胀而纵。脉满者病在脉，故当尽刺之以出其血；不满者，病气下陷也。心主脉，而为阳中之太阳，十二藏府之经俞，皆属于太阳，故当灸太阳于项间，以启陷下之疾。带脉起于季肋之章门，横束诸经脉于腰间，相去季肋三寸，乃太阳经俞之处也。诸分肉，本俞溪肉之俞穴也，盖使脉内之疾，仍从分肉气分而出。

马元台曰：此言脉癫疾者，有可治之穴，有不可治之证也，脉癫疾者，癫疾成于脉也，猝时僵仆，四肢之脉，皆胀满而驰纵，如其脉果未，则尽刺之以出其血，如其脉

---

① 瓠：原为“匏”，据上文改。
② 灸：原为“炙”，据上下文改。
③ 灸：原为“炙”，据目录改。
④ 灸：原为“炎”，据《灵枢经》改。
⑤ 下：原为“上”，据《灵枢经》改。

不满，则灸足太阳膀胱经挟项之天柱穴（挟项后发际，大筋外廉陷中针二分留六呼灸三壮），又灸足少阳胆经之带脉穴，此穴相去于腰，计三寸许（带脉季肋下一寸八分陷中，针六分，灸三壮，乃诸经分肉之本穴），盖指四肢之脉，皆胀而纵之所也，设在上呕多沃沫，在下气泄，则不可治矣。

第九节　灸狂之部分

狂而新发，未应如此者，先取曲泉左右动脉，及盛者见血有顷已。不已，以法取之，灸骨骶二十壮。

张隐庵曰：应者，谓因于下而应于上也，盖言狂乃心气虚实之为病，如因于肾气之实虚，皆从水而木，木而火也，故狂而新发，未见悲惊喜怒，妄见妄闻，如此之证者，先取曲泉左右之动脉，盛者见血即已。盖病从木气清散，而不及于心神矣，如不已，用灸法以取之。骶骨，乃督脉之所循，督脉与肝脉会于头项，故灸骨骶，引厥阴之脉气，复从下散也。按脊骨之尽处为骶骨，乃足太阳与督脉交会之处，曰穷骨，曰骶骨，曰骨骶，盖亦有所分别也。

第十节　寒热灸法一

素问骨空论篇曰：灸寒热之法，先灸项大椎，以年为壮数。

慕按：大椎穴，属督脉，在第一椎上陷者中。如十六岁灸十六壮，十八岁灸十八壮，灸如病者之年数。

第十一节　寒热灸法二

次灸橛骨，以年为壮数。

慕按：橛骨穴，一名长强，一名穷骨，亦名尾骶。在脊骶骨端伏地取之。属督脉。张介宾谓属任脉者非。

第十二节　寒热灸法三

视背俞陷者灸之。

慕按：背俞穴属太阳，上自肩中俞起，下至白环俞止，称俞者共二十穴，连大杼风门计之，共二十二穴。本文未指明所灸者为何俞，全在临证者神而明之，审其何经气陷耳。

第十三节　寒热灸法四

举臂肩上陷者灸之。

慕按：即肩髃穴，属手阳明，在膊骨头肩端上两骨罅陷中，举臂取之有空者是。

第十四节　寒热灸法五

两季胁之间灸之。

慕按：即京门穴，属足少阳。在季肋本夹脊。一云在脐上五分旁开九寸半。侧卧屈上足，伸上足，举臂取之。

第十五节　寒热灸法六

外踝上绝骨之端灸之。

慕按：即阳辅穴，属足少阳。在足外踝上除骨四寸，辅骨前绝骨之端。

第十六节　寒热灸法七

足小指次间灸①之。

---

① 灸：原缺，据《素问》补。

慕按：即侠溪穴，属足少阳。在足小指次指本节前岐骨间陷中，足少阳所溜为荥，即此处也。

第十七节　寒热灸法八

腨下陷[①]脉灸之。

慕按：即承筋穴，属足太阳。在腨肠中央陷中是也。

第十八节　寒热灸法九[②]

外踝后灸之。

慕按：即昆仑穴，属足太阳。在足外踝后五分，跟骨上陷者中，细脉动应手是。足太阳所行为经，即此处也。

第十九节　寒热灸法十

缺盆骨上，切之坚痛如筋者灸之。

张隐庵曰：按灵枢经脉篇，手太阳手足少阳阳明五脉，皆入于缺盆两骨之间，故不必论其何经，切之坚痛如筋者，即灸之。

第二十节　寒热灸法十一

膺中陷骨间灸之。

慕按：即天突穴，属任脉。在结喉下三寸宛宛中。

第二十一节　寒热灸法十二

掌束骨下灸之。

---

① 下陷：原为“陷下”，据《类经图翼》改。

② 寒热灸法九：原在下文“外踝後灸之”之后，据目录移。

慕按：即阳池[①]穴，属手少阳。在手表腕上陷者中，自本节后骨直对腕中。手少阳所过为原，即此处也。

第二十二节　寒热灸法十三

脐下关元三寸灸之。

慕按：关元穴，在脐下三寸，属任脉。此穴当人身上下四旁之中，故又名大中极。乃男子藏精，女子蓄血之处。

第二十三节　寒热灸法十四

毛际动脉灸之。

慕按：即气冲穴，又名气街。在归来下鼠鼷上一寸，动脉应手宛宛中，去中行二寸。金鉴云：归来下行在腿盘[②]中，有肉核名曰鼠溪，直上一寸，动脉应手，旁开中行二寸，气街穴也。

第二十四节　寒热灸法十五

膝下三寸分间灸之。

慕按：即三里穴，属足阳明。在膝眼下三寸，胻骨外廉大筋内宛宛中，坐而竖膝，低跗取之，极重按之，则跗上之动脉止矣。足阳明所入为合，即此处也。

第二十五节　寒热灸法十六

足阳明跗上动脉灸之。

慕按：即冲阳穴，在足跗上五寸高骨间动脉，去陷谷

---

① 池：原为他，据《黄帝内经素问注证发微》改。

② 盘：原为班，据《医宗金鉴》改。

二寸。足阳明所过为原，即此处也。亦即仲景所谓趺阳脉也。

第二十六节　寒热灸法十七

巅上一灸之。

慕按：即百会穴，属督脉。在前顶后一寸五分，顶中央旋毛心，直两耳尖上对是穴。督脉足太阳之会，手足少阳厥阴俱会于此。

第二十七节　论犬嚙灸法十八[①]

犬所嚙之处，灸之三壮，即以犬伤病法灸之。

王太仆曰：犬伤而发寒热者，即以犬伤法三壮灸之。

慕按：犬伤无定处，故未能指出其穴，即以所伤处灸之。

以上自第十节至第二十七节俱论灸寒热之法。

---

① 论犬嚙灸法十八：原缺，据目录补，

广东中医药专门学校针灸学讲义

粤东南海湘岩梁慕周编辑

第四章 寻穴揭要①

第一节 经穴之状态

陈子年曰：经穴之中，即为容针受艾之处。全体经穴，共计六百六十有七，分言之则左右各三百有八，加以前后中线之五十有一，而成为六六七之数焉。阳脉之行于体外者，其窍穴多在骨节之间，阴脉之行于体外者，其窍穴多注于筋骨之处。

第二节 面积之微渺

病之中人，有中于一经者，有中于数经者。但其中病之初，未必全经受病，仅中一经之二三节者居多，按法以求，自有完善之审穴法度，则六百六十七穴，均可瞭如指掌矣。然须备有下述之三器，始可以曲尽其妙。

第三节 审穴之三器

针灸之要，在于审穴。审穴之方，在于三器。

① 寻穴揭要：据目录补。

三器者，一曰鞾条。以硬薄之兽鞾为之，广可二分，长可二尺，宜硬者取其牵而不伸缩，宜薄着取其不擦病人皮肉。

二曰粉线。以密绸为囊，形如缝匠之粉囊而略小，贮以最幼致之闺粉，贯以稍松细之绵线，线之两端，系以小环，宜闺粉者，取其含有膏质而不扑脱，宜绵线者，取其性带毛茸而引粉外出。

三曰粉条。粉条亦以最精之闺粉为之，而以豕膏制之，搓成小条，大如桂枝，时复磨之使成马蹄形，有此蹄尖，而后记画的确。

学者具此三器便可以审求人体之穴度。惟全体之十四经线，须知各部转动时，经线亦随之而转动，故审求之法，各部不同。有令病人坐而求之者，有令病人卧而求之者，更有俯求仰求，跪求蹲求，或偃掌或竖足而后求得者，均当如法以求之，若稍变体势，则位置改移而不的确矣。今述位置之界域如下。

第四节　位置之界域

审穴于病人身体，而欲着手不紊，必先认识各部之名称，划分各部之界域。

人体之至高处曰头。头有发，发之中心旋毛处曰巅顶。发之周围边界处曰发际。以两耳为发际之界而分为前后发际。发际垂尖耳前者曰发垂。发垂稍前之曲角处曰发角。自前发际以下至眉曰额。自眉至目曰頞，额之下有鼻。鼻垂之至高处曰鼻准。自鼻至口其处有直坑曰唇沟，又曰人中。唇下曰颏。颏下曰咽喉。目之两角曰眦。向鼻之眦曰内眦，向耳之眦曰外眦，又曰锐眦。目下高骨曰两颧。颧下曰颐，又曰腮。颐后曰颊。颊上有耳。耳前有脆骨突起少如半豆者曰耳根。咽喉之下曰胸。胸中之深陷处曰胸岐。胸岐之下曰脘。脘下曰大腹。大腹有脐坎，脐坎内绉曰脐蒂。大腹之下曰少腹。少腹之下，男有玉茎，女有玉坎。茎坎之丛毛处曰毛际。咽喉下之两旁有陷曰缺盆。胸之两旁曰膺。胸歧之两旁曰乳。脘之两旁曰胁。大腹之两旁曰季胁。后发际之下曰项。项之两旁曰颈。项以下曰脊。脊之下半曰腰。脊之两旁曰胛。腰两旁曰膂。两颈之下曰肩。肩下曰臑，又曰肱，又曰上膊。臑下能屈处曰肘。肘下曰臂，又曰下膊。臂下能寡处曰腕。腕下曰掌。掌下曰指。指端有爪俗名曰甲。臑肘臂腕等部，其屈出之方曰阳方，其屈入之方曰阴方。大指之方曰前廉，小指之方曰后廉。腕旁之两高骨曰前踝①后踝。五指之称，曰大指，二指，中指，四指，小指。大指又名拇指，二指又名食指，四指又名钝指。五指骨节有本中末之分，近歧之骨曰本节，近爪之端曰末节。肩之下胁之上曰腋，腋内丛毛处曰腋窝。季胁之下裤带所乘之骨曰跨。跨下曰股，股之阴部曰脾②，股下曰膝，膝下曰胫，胫下曰跗。跗下五趾，曰大趾，二趾，中趾，四趾，小趾。膝内两旁曰膑。膑后曰腘。腘下曰腨。腨下曰跟。足部亦以屈出之方为阳方，屈入之方为阴方。故跗之上曰跗阳，跗之下曰跗阴。大趾之方曰内廉，小趾之方曰外廉。故足踝亦有内踝外踝之异名也。以上为审穴必须之名，其余身体各域与针灸无涉者，不复载入本篇矣。

---

① 踝：疑为髁，遵原文未做改动。

② 脾：疑为髀，《针灸甲乙经》卷一第十载：“与太阴合，上行抵脾”，遵原文未做改动。

第五节　体度之分类

设如有穴在乳上一寸，又有穴在肘下一寸，又本穴在目外一寸，是皆一寸也，而三者之寸度不相齐等焉，何以故？是因身体之长短广狭各不同，每体上下前后之部各偏胜，故审穴之法度，须取其人之各部为准的。其纲领分为一十五种。

一为头项中线，长自眉心以至项下。法在眉心志粉一点，巅顶中心志粉一点，颈项中心志粉一点，用鞹条压此三点之旁，以粉条沿鞹条之旁而画之，如此，则线内所有之穴，以先得其直度矣。惟巅顶心之一点，尚须有法以求之。其法先以鞹条横压巅顶，自左耳根上而度至右耳根上，乃提左端对折于右耳根上，如此，则巅顶之中点正矣。凡求度于起伏岩巉中之部位者，皆利用鞹条而不宜粉线。

二为前身中线，长自颏部以至阴器。令病人仰卧去枕，平伸手足。先在喉峰志粉一点，又在阴器正中志粉一点，乃取粉线靠此二点以弹之。弹毕，审视粉线果能压正胸岐与脐坎一部，则为无误矣。倘粉线未能压正胸腹，须再小辗病人之躯体，使就正而复弹之。此线已正，则任脉二十余穴，其穴度已①得大半矣。

三为后身中线，长自顶下至尾骶。令病人正坐平视，先在大椎骨峰志粉一点，乃取粉线之一端，靠压其点，而以彼端靠在臀沟以弹之，弹毕，爰察线痕果能压正诸椎之骨峰，则无误矣。否则稍辗其躯而复弹之。此线已正，则督脉诸穴之直度已得其半矣。

---

① 已：原为巳，据文义改。

四为头面旁线，法用韡条度取病人之目内眦至外眦为一寸。凡诸穴在头面中线之旁若干寸者，皆以此度为标准，故此度又名曰目度，惟韡条不便压入目中以度之，其法使病人开目正视，先用粉条在目之两角，各志一点，复使闭目，然后以韡条度其粉点，而目度乃得之。

五为身躯旁线，法令病人仰卧，乃用韡条自左乳峰度至右乳峰，折志分为八度，故名曰乳度。凡诸穴在前身后身中线之旁开若干寸，皆以乳度为标准。

六为头面高度，设如有穴在发际之上下若干寸，或在巅顶之前后若干寸，或在目鼻之上下若干寸，皆用头面高度以计之。法在项下大椎骨之上界志粉一点，乃取韡条照此点度至眉心，折分一十八寸，名为头度。说明：审认大椎骨须得法，令病人正坐平视，医者以两指向病人之后发际处，按推至项坑尽处，觉有高骨大如杏核，此颈骨之第五节而名大椎骨也。颈骨第一二三四节，皆为项肉所蔽。至第五节，始可外按觉之，下此者名第二椎骨，三四椎照此类推①。凡两椎交界处名骨界，设有穴在三椎与四椎交界处，此穴则称在三椎之下届。

七为发际标准，常人发际，多属岩巉。法用粉笔在前发际处志粉一点，又在后发际处志粉一点，更在两耳上发际处志一点，爰取韡条向此四点围之，画以粉痕，是为发际之周界。四周发际之高度，即以此周界为标准。

八为身躯高度，设如有穴在乳之上下若干寸，或在脐之上下若干寸，或在背膂之高下者，皆以身躯之高度求之。法令病人仰卧，医者以两指按于病人之心坎上，推至胸骨

---

① 推：原为椎，据文义改。

岐拱下界，志粉一点，乃取鞟条一端，照此粉点以度至脐坎中心，折分九寸，名曰胸度。鞟条分为九寸之法，可先折为三度，三而三之，以①成九度可也，后身之高度，当以第几椎骨之上界或下界或中峰而计之，若其穴在脊骨两旁，而离椎骨太远者，则须取其粉线，横按椎骨以弹之，使粉线与椎骨成为平正之十字形，而后脊旁之高度乃的确。

九为结喉标准。凡喉部之上下左右诸穴，每取结喉为标准。结喉者，乃气管之蒂，位于两颈之前。宜令病人高枕仰卧，医者以两指向病人之颏部推下之，觉其一连三骨，每骨长不及寸，而阔约寸许，最上之骨，在颏颈交界之曲隅处，摸之形如仰月，其下之骨，形如竖榄，再下之骨，形如横榄②，过此三骨之下，是为结喉。结喉形如杏仁，按之四走不定，故又名喉核。颈部诸穴及前身诸穴之高度，应靠喉核之中峰及其上下界为标准者也。

十为手足高度。设如有穴在腕肘踝指之上下若干寸，或在膝腘跗趾之上下若干寸，皆用手足高度以计之。法令病人屈中指与大指，（男左女右）复以大指之端，压在中指爪上，使两指交为环形，则中指中节之两折纹显现，乃去鞟条度取两折纹之末端，是为指度之一寸。

十一为腋部标准。凡近腋诸穴，宜靠腋隅为标准。法令病人垂手直立，以掌向股，则腋隅两端之折纹显现，乃取粉条志点于腋纹两端，复令病人举手向天，以粉线照腋两端之粉点弹之，而得腋部之高度，即以鞟条照两端之粉点对折之，而得腋部之中点。

---

① 以：原为以以，疑为误置，删。

② 榄：原为揽，据上文改。

十二为肘部标准。肘部诸穴，须靠肘纹为标准。令病人平举其臑，又屈肘以掌自按其颐，肘纹两端，因而显现。乃取粉条点志其两端，复令平伸其手，取粉线照肘纹两端之粉点弹之，而得肘部之高度，又取鞾条照肘纹两端之粉点对折之，而得肘部之中点。

十三为腕部标准。近腕诸穴①，必以腕环为标。法使病人伸手向前，臂阴向上，复使屈掌，指端向天，使手臂与手掌成一矩形之直角，视腕上诸纹有深摺而透过腕部者，用粉点志其纹之两端，点毕，复令其掌伸直，取鞾条照腕纹两端之粉点对折之，而得腕部之中点，又以鞾条按住腕纹两端之粉点环绕之，并用粉条沿鞾条而环绕之，即用粉条沿鞾条而环画之，而得腕部四周之高度。是因腕部四周之诸穴，亦以腕环为标准也。

十四为腘部标准。法使病人正坐，提高其足而蹈于所坐之位，复以两手围抱足胫，使足跟接近臀肉，则腘纹之两端显现，以粉条点其两端，复使伸其足，仿照前叚②所述环画腕部之法以志之，则腘部之中点与旁点与前后高度，皆得之矣。

十五为诸器官标准。诸穴近于某器官者，必以此器官为标准。若器官而高耸者，则其中点称曰某器官之峰，如颧峰踝峰之类是也，若器官而深陷者，则其中点称为某器官之坎，如胸坎脐坎之类是也。器官之四旁尽处，则称曰某器官之上界下界，或前后左右界，如耳本爪本之类是也。

---

① 穴：原为六，据文义改。

② 叚：《集韻》或作段，通作假。据文义疑为段，遵原貌，未做改动。

广东中医药专门学校针灸学讲义

粤东南海湘岩梁慕周编辑

第五章 穴道备要[①]

第一节 任脉之经穴

会阴 曲骨 中极 关元 石门 气海 阴交 神阙 水分 下脘 建里 中脘 上脘 巨阙 鸠尾 中庭 膻中 玉堂 紫宫 华盖 璇玑 天突 廉泉 承浆

任脉穴歌

任脉中行二十四，会阴潜伏两阴间。曲骨之上游中极，关元石门气海边。

阴交神阙水分处，下脘建里中脘前。上脘巨阙连鸠尾，中庭膻中玉堂里。

紫宫华盖运璇玑，天突廉泉承浆止。

第二节 督脉之经穴

长强 腰俞 阳关 命门 悬枢 脊中 中枢 筋缩 至阳 灵台 神道 身柱 陶道 大椎 哑门 风府 脑户 强间 后顶 百会 前顶 囟会 上星 神庭 素髎

① 穴位备要：据目录补。

水沟　兑端　龈[①]交

督脉穴歌

督脉行背之中行，二十八穴始长强。腰俞阳关入命门，悬枢脊中中枢长。

筋缩至阳归灵台，神道身柱陶道开。大椎哑门连风府，脑户强间后顶排。

百会前顶通囟会，上星神庭素髎对。水沟兑端在唇上，龈交在齿缝之内。

第三节　足太阳经穴

睛明　攒竹　眉冲　曲差　五处　承光　通天　络却[②]　玉枕　天柱　大杼　风门　肺俞　厥阴俞　心俞　督俞　膈俞　肝俞　胆俞　脾俞　胃俞　三焦俞　肾俞　气海俞　大肠俞　关元俞　小肠俞　膀胱俞　中膂俞　白环俞　上髎　次髎　中髎　下髎　会阳　附分　魄户　膏肓俞　神堂　譩譆　膈关　魂门　阳纲　意舍　胃仓　肓门　志室　胞肓　飞扬　跗阳　昆仑　仆参　申脉　金门　京骨　束骨　通谷　至阴　秩边　承扶　殷门　浮郄　委阳　委中　合阳　承筋　承山

足太阳经穴歌

足太阳经六十七，睛明目内红肉藏。攒竹眉冲与曲差，五处上寸半承光。

通天络却[③]玉枕昂，天柱后际大筋外。大杼背部第二

---

① 龈：原为齗，齗古同龈，下径改，不出注。

② 络却：穴名，原为络郄，据《针灸甲乙经》改。

③ 络却：原为络郤，据《明代订正针灸大成》改。

行，风门肺俞厥阴四。

心俞督俞膈俞强，肝胆脾胃俱挨次。三焦肾气海大肠，关元小肠到膀胱。

中膂白环仔细量，自从大杼至白环。各各节外寸半长，上髎次髎中复下。

一空二空腰踝当，会阳阴尾骨外取。附分侠脊第三行，魄户膏肓与神堂。

譩譆膈关魂门九，阳纲意舍仍胃仓。肓门志室胞肓续，二十椎下秩边场。

承扶臀横纹中央，殷门浮郄到委阳。委中合阳承筋是，承山飞扬踝附阳。

昆仑仆参连申脉，金门京骨束骨忙。通谷至阴小趾旁。

第四节　手太阳经穴

少泽　前谷　后溪　腕骨　阳谷　养老　支正　小①海　肩贞　臑俞　天宗　秉风　曲垣　肩外俞　肩中俞　天窗　天容　颧髎　听宫

手太阳经穴歌

手太阳经十九穴，少泽先于小指设。前谷后溪腕骨间，阳谷须同养老列。

支正小海上肩贞，臑俞天宗秉风合。曲垣肩外复肩中，天窗循次上天容。

此经全属小肠主，还有颧髎入听宫。

---

① 小海：原为“少海”，据《明代订正针灸大成》改，下径改。

第五节　足少阳经穴

瞳子髎　听会　客主人　颔厌　悬颅　悬厘　曲鬓　率谷　天冲　浮白　窍阴　完骨　本神　阳白　临泣　目窗　正营　承灵　脑空　风池　肩井　渊腋　辄筋　日月　京门　带脉　五枢　维道　居髎　环跳　风市　中渎①　阳关　阳陵泉　阳交　外丘　光明　阳辅　悬钟　丘墟　临泣　地五会　侠溪　窍阴

足少阳经穴歌

足少阳经瞳子髎，四十四穴行迢迢。听会主人颔厌雅，悬颅悬厘曲鬓②翘。

率谷天冲浮白次，窍阴完骨本神昭。阳白临泣目窗开，正营承灵脑空摇。

风池肩井渊腋部，辄筋日月京门标。带脉五枢维道续，居髎环跳风市招。

中渎阳关阳陵穴，阳交外丘光明宵。直从阳辅悬钟去，犹带丘墟临泣潮。

透过此间地五会，侠溪行尽窍阴条。

第六节　手少阳经穴

关冲　液门　中渚　阳池　外关　支沟　会宗　三阳络　四渎　天井　清冷渊　消泺　臑会　肩髎　天髎　天牖　翳风　瘈脉　颅息　角孙　耳门　和髎　丝竹空

手少阳经穴歌

① 中渎：原为“中渚”，据上下文改，下径改。

② 曲鬓：原为“曲厘”，据上文改。

手少阳三焦所从，二十三穴起关冲。液门中渚阳池认，外关支沟及会宗。

三阳络兮通四渎，天井到清冷渊中。消泺臑会肩髎共，天髎天牖经翳风。

瘈脉颅息角孙入，耳门和髎丝竹空。

第七节　足阳明经穴

承泣　四白　巨髎　地仓　大迎　颊车　下关　头维　人迎　水突　气舍　缺盆　气户　库房　屋翳　膺窗　乳中　乳根　不容　承满　梁门　关门　太乙　滑肉门　天枢　外陵　大巨　水道　归来　气冲　髀关　伏兔　阴市　梁丘　犊鼻　三里　上巨虚　条口　下巨虚　丰隆　解溪　冲阳　陷谷　内庭　厉兑

足阳明经穴歌

四十五穴足阳明，承泣四白巨髎生。地仓大迎登颊车，下关头维对人迎。

水突气舍连缺盆，气户库房屋翳屯。膺窗乳中下乳根，不容承满出梁门。

关门太乙滑肉起，天枢外陵大巨里。水道归来达气冲，髀关伏兔走阴市。

梁丘犊鼻足三里，上巨虚连条口底。下巨虚下有丰隆，解溪冲阳陷谷同。

内庭厉兑阳明穴，大趾次趾之端终。

第八节　手阳明经穴

商阳　二间　三间　合谷　阳溪　偏历　温溜　下廉　上廉　三里　曲池　肘髎　五里　臂臑　肩髃　巨骨　天

鼎　扶突　禾髎　迎香

手阳明经穴歌

手阳明穴起商阳，二间三间合谷藏。阳溪偏历过温溜，下廉上廉三里长。

曲池肘髎迎五里，臂臑肩髃巨骨起。天鼎扶突接禾髎，终以迎香二十止。

第九节　足太阴经穴

隐白　大都　太白①　公孙　商丘　三阴交　漏谷　地机　阴陵泉　血海　箕门　冲门　府舍　腹结　大横　腹哀　食窦　天溪　胸乡　周荣　大包

足太阴经穴歌

足太阴脾起足蹋，隐白先从内侧抱。大都太白继公孙，商丘直上三阴捣。

漏谷地机阴陵泉，血海箕门冲门睹。府舍腹结大横间，腹哀食窦天溪府。

胸乡周荣大包终，二十一穴太阴土。

第十节　手太阴经穴

中府　云门　天府　侠白　尺泽　孔最　列缺　经渠　太渊　鱼际　少商

手太阴经穴歌

手太阴经十一穴，中府云门天府列。侠白尺泽孔最存，列缺经渠太渊涉。

鱼际直出大指端，内侧少商如韭叶。

---

① 太白：原为“大白”，据《明代订正针灸大成》改。

第十一节　足少阴经穴

涌泉　然谷　太[1]溪　大钟　水泉　照海　复溜　交信　筑宾　阴谷　横骨　大赫　气穴　四满　中注　肓俞　商曲　石关　阴都　通谷　幽门　步廊　神封　灵墟

神藏　彧中　俞府

足少阴经穴歌

足少阴穴二十七，涌泉然谷太溪迄。大钟水泉通照海，复溜交信筑宾实。

阴谷横骨也牵连，大赫联同气穴溢。四满中注肓俞脐，商曲石关阴都密。

通谷幽门寸半开，折量腹上分十一。步廊神封膺灵墟，神藏彧中俞府毕。

第十二节　手少阴经穴

极泉　青灵　少海　灵道　通里　阴郄　神门　少府　少冲

手少阴经穴歌

九穴午时手少阴，极泉青灵少海深。灵道通里阴郄考，神门少府少冲寻。

第十三节　足厥阴经穴

大敦　行间　太冲　中封　蠡沟　中都　膝关　曲泉　阴包　五里　阴廉

① 太溪：原为“大溪”，据《明代订正针灸大成》改，以下径改，

急脉　章门　期门

足厥阴经穴歌

足厥阴经一十四，大敦行间太冲是。中封蠡沟伴中都，膝关曲泉阴包次。

五里阴廉上急脉，章门才过期门至。

第十四节　手厥阴经穴

天池　天泉　曲泽　郄门　间使　内关　大陵　劳宫　中冲

手厥阴经歌

心包九穴天池近，天泉曲泽郄门认。间使内关踰大陵，劳宫中冲中指尽。

第十五节　奇经八脉穴

陈寿田曰：脉有奇常，十二经者常脉也，奇经则不拘于常，故谓之奇也。奇[①]经有八，曰：任、督、冲、带、阳跷、阴跷、阳维、阴维是也。任脉起于会阴，循腹而行于身之前，为阴脉之承任，故任为阴脉之海。督脉起于会阴，循背而行于身之后，为阳脉之总督，故督为阳脉之海。冲脉起于会阴，夹脐而行，直冲于上，为诸脉之冲要，故冲为十二经脉之海。带脉则横围于腰，状如束带，所以总约诸脉也。阳跷起于跟中，循外踝上行于身之左右，阴跷起于跟中，循内踝上行于身之左右，所以使机关之跷捷也。阳维起于诸阳之会，由外踝而上行于卫分，阴维起于诸阴之交，由内踝而上行于营分，所以为一身之纲维也。是故

① 奇：原为“寄“，误，径改。

任冲主身前之阴，督主身后之阳，以南北言也。带脉横束诸脉，以六合言也。阳跷主一身左右之阳，阴跷主一身左右之阴，以东西言也。阳维主一身之表，阴维主一身之里，以乾坤言也。是故医而知乎八脉，则十二经十五络之大旨得矣。

任脉共二十四穴，督脉共二十八穴。冲、带、阳跷、阴跷、阳维、阴维无专穴，冲带跷维有病，皆借偶经之穴以治之。

冲脉之穴，以足少阴横骨、大赫、气穴、四满、中注、肓俞、商曲、石关、阴都、通谷、幽门十一穴为穴。

按冲脉起于会阴，其入腹也，并足少阴之经，夹脐上行，至胸中而散，足少阴夹脐左右各开一寸而上行，自横骨起，至幽门止，共十一穴。幽门在巨阙之旁，适当胸中地位，故曰至胸中而散，然则冲脉之穴，以足少阴之穴为穴，可以得其故矣。

冲脉穴歌

冲脉横骨大赫起，气穴四满中注纪。肓俞商曲石关参，阴都通谷幽门止。

带脉之穴，以足少阳带脉五枢维道三穴为穴，

按带脉起于季胁，回身一周，适与足少阳带脉、五枢、维道三穴相会，故以足少阳之穴为穴也，

带脉穴歌

带起少阳带脉穴，统行五枢维道间，京门之下居髎上，束带周回季胁环。

阳跷之穴，以申脉、仆参、附[1]阳、居髎、肩髎、巨

① 附阳：原为“辅阳”，据《明代订正针灸大成》改。

骨、臑俞、地仓、巨髎、承泣、睛明十一穴为穴。

按阳跷乃足太阳经之别脉，起于足外踝下五分陷中之申脉穴，绕后跟骨，下仆参穴，前斜足外踝上三寸辅阳穴，故以足太阳申脉、仆参、辅阳之穴为穴也。又与足少阳会于居髎，故以足少阳居髎之穴为穴也。又与手阳明会于肩髃及巨骨，故以手阳明肩髃、巨骨之穴为穴也。又与手太阳、阳维会于臑俞，故以手阳明臑俞之穴为穴也。又与足阳明会于地仓及巨髎，故以足阳明地仓、巨髎之穴为穴也。又与任脉足阳明会于承泣，又与手足太阳、足阳明、阴跷会于睛明，故以足阳明承泣、足太阳睛明之穴为穴也。

阳跷穴道歌

阳跷穴起申仆附，居髎巨骨透肩髃，臑俞仓巨髎承泣，终向睛明一穴趋。

阴跷之穴，以足少阴照海、交信二穴为穴。

按阴跷乃足少阴之别脉，起于足内踝前大骨下陷中然骨后，上循内踝之下一寸照海穴，又循太[①]溪郄于足内踝之上二寸，直行交信穴，故以足少阴照海交信之穴为穴也，

阴跷穴道歌，

阴跷穴起足少阴，足内踝前然骨后，踝下一寸照海真，踝上二寸交信走。

阳维之穴，以足太阳金门穴为穴，以手太阳臑俞穴为穴，以手阳明臂臑穴为穴，以足少阳阳交、日月、肩井、风池、脑空、承灵、正营、目窗、临泣、阳白、本神穴为穴，以手少阳天髎穴为穴，以督脉风府、哑门穴为穴，

按阳维起于足太阳经外踝之下金门穴，故以足太阳金

---

① 太溪：原为“大溪”，据前后文改。

门穴为穴也。又行于足外踝七寸足少阳经阳交穴。又三肋端横之日月穴，乃阳维与足少阳足太阴之会，故以足少阳阳交日月穴为穴也。又肩后大骨下胛骨上廉臑俞穴，乃阳维与手太阳阳跷之会，故以手太阳臑俞穴为穴也。又肘上七寸臂臑穴，乃阳维与手阳明之会，故以手阳明臂臑穴为穴也。又肩上陷中之肩井穴，乃阳维与足少阳之会，故以足少阳肩井穴为穴也。又缺盆上毖骨际之天髎穴，乃阳[①]维与手足少阳之会，故以手少阳天髎穴为穴也。又耳后陷中之风池，枕骨下之脑空，脑前寸半之承灵，灵前一寸之正营，隔营一寸之目窗，眉上一寸之阳白，目中直入发际五分陷中之临泣入发四分之本神，俱属阳维足少阳之会，故以足少阳之风池、脑空、承灵、正营、目窗、临泣、阳白、本神穴为穴也。又项后入发五分之哑门，入发一寸之风府，乃阳维督脉之会，故以督脉哑门、风府穴为穴也。

阳维穴道歌

阳维脉起金门穴，阳交日月臑俞经。臂臑肩井天髎过，风池脑空按承灵。正营目窗并临泣，阳白还与本神称。风府哑门会督脉，穴名十七辨层层。

阴维之穴以足少阴筑宾穴为穴，以足太阴府舍、大横、腹哀穴为穴，以足厥阴期门穴为穴，以任脉天突、廉泉穴为穴。

按阴维起于足内踝后上腨分中，此处为足少阴筑宾穴，故以足[②]少阴筑宾穴为穴也。又府舍、大横、腹哀三穴，俱去腹中行四寸半，府舍（大成）在腹结下三寸，腹结在

① 阳：原为“类“，据前后文改，

② 故以足：原为“故足以”，据前后文改。

大横下一寸三分，大横在腹哀下三寸五分，腹哀在日月下一寸五分，皆属足太阴经穴，而阴维适与会之，故以足太阴府舍、大横、腹哀穴为穴也。又乳旁开一寸半直下一寸半为期门穴，属足厥阴，而阴维适与会之，故以足厥阴期门穴为穴也。又天突在结喉下一寸宛宛中，廉泉在颈下结喉上中央，仰面取之，属任脉穴，而阴维适与二穴会之，故以任脉之天突廉泉穴为穴也。

阴维穴道歌

阴维之穴起筑宾，府舍大横腹哀循。期门天突连舌本，穴考阴维此问津。

广东中医药专门学校针灸学讲义

粤东南海湘岩梁慕周编辑

第六章　十四经穴部位疗治①

第一节　任脉穴部位疗治②

第一穴会阴，［一名屏翳］③，**在大便前小便后两阴之间。任脉别络。夹督脉冲脉之会，一云任督冲三脉所起，任由此而行腹，督由此而行背，冲由此而行少阴之分。**

铜人灸三壮，指微禁针。

主治阴汗，阴中诸病，前后相引痛，不得大小便，谷道瘙痒，久痔，女子经水不通，阴门肿痛。类经载一治妇人产后昏迷不省人事。惟卒死者针一寸补之，溺死者令倒拖出水，用针补之，屎尿出则活，余多不针。

第二穴曲骨，在横骨上中极下一寸毛际陷中动脉，任脉足太阴之会。

铜人灸七壮，至七七壮，针二寸，一云针一寸。素注

① 十四经穴部位疗治：原无，据下文内容补。

② 疗治："治"原缺，据目录补。

③ 此处原为双排小字，今改为单排加"［ ］"加以区分，读者明鉴。

针六分，留七呼（按，针法当从素注）。

主治失精，五藏虚弱，小腹胀满，水肿，小便淋涩不通，血癃癀疝，小腹痛，失精，虚冷，妇人带下。

第三穴中极，［一名玉泉，一名气泉］，在脐坎下四寸。膀胱募也。足三阴脉任脉之会，

铜人针八分，留十呼，得气即泻，灸百壮至三百壮。明堂灸不及针，下经灸五壮。

主治冷气积聚，时上冲心，腹中热，脐下结块，奔豚抢心，阴汗水肿，阳气虚惫，小便频数，失精绝子，疝瘕，妇人产后恶露不行，胎衣不下，月事不调，血结成块，子门肿痛，阴痒而热，阴痛，恍惚尸厥，饥不能食，临经行房，羸瘦寒热，转脬不得尿。神农经云：治血结成块，月水不调，产后恶露不止，脐下积聚疼痛，血崩不止，可灸十四壮。类经载孕妇不可灸，志之以备参考。

第四穴关元，在脐坎下三寸。此穴当人身上下四旁之中，故又名大中极，乃男子藏精女子蓄血之处。小肠募也。足三阴阳明任脉之会。

铜人针八分，留三呼，泻五吸，灸百壮至三百壮。甲乙经针二寸。素注针一寸二分，留十呼，灸七壮。千金妇人刺之无子。明堂孕妇禁针，落针而胎不出，针外昆仑立出。(慕按针一寸多见效)。

主治积冷诸虚，脐下绞痛，寒气入腹，小腹奔豚，结块，失精白浊五淋七疝，溲血，小便赤涩，遗沥，转胞不得溺，妇人带下，癥瘕经闭，绝嗣不生，产后下血过多，恶露不止，类经载治阴证伤寒及小便多，妇人赤白带下，俱当灸此，多者千余壮，少亦二三百壮，活人多矣，然须频次灸之，仍下兼三里。

千金治瘕癖，灸五十壮，治霍乱，灸三七壮，治五淋癞疝，及脐下三十六种疾，灸五十壮至百壮，治胞门闭塞绝子，灸关元三十壮报之。

神农经云：治痃癖气痛，可灸二十一壮。

席弘赋云：兼照海阴交曲泉气海同泻，治七疝痛如神。

第五穴石门，［**一名丹田，一名命门，一名**[①]**利机，一名精露**］，**在脐坎下二寸。三焦募也**。

铜人灸二七壮至一百壮。甲乙经针八分，留三呼，得气即泻。千金针五分。下经灸七壮。素注针六分，留七呼。(慕按各家所载，妇人禁刺灸，犯之终身绝孕)。

主治小便不利，泄利不禁，小腹绞痛，阴囊入小腹，贲[②]豚抢心，腹痛坚硬，卒疝绕脐痛，气淋血淋，呕吐血，不食谷，食谷不化，水肿支满，水行皮肤，小肠敦敦然气满。

千金治血淋，灸随年壮，治水肿人中满，灸百壮。

第六穴气海，［**一名脖胦，一名下肓**］，**在脐坎下一寸半宛宛中。肓之原也，为男子生气之海**。

铜人针八分，得气即泻，泻后宜补之，灸五壮。明堂灸七壮。甲乙经针一寸三分，一曰灸百壮。类经孕妇不可灸。

主治腹中肿胀，气喘，心下痛，脏气虚惫，真气不足，一切气疾久不瘥，肌体羸瘦，四肢力弱，贲豚七疝，癥瘕结块，状如覆杯，腹暴胀，按之不下脐下冷气痛，中恶脱阳欲死，阴证卵缩，四肢冷厥，大便不通，小便赤，卒心

---

① 名：原为“各”，据上下文改。

② 贲：通“奔”，据文义注。

痛，妇人崩中带下，月事不调，产后恶露不止，绕脐疼痛，小儿遗屎。

玉龙赋云：灸气海兼灸璇玑，治尪羸喘促。（慕按兼灸天突膻中更妙，但宜先灸天突，次璇玑，次膻中，次气海，使气下行，其喘便止，每穴灸七壮。）

席弘赋云：治五淋，须更针三里。又，兼水分治水肿。又，兼照海阴交曲泉，关元同泻，治七疝小腹痛如神。

百症赋云：针三阴与气海，专司白浊久遗精，（慕按三阴，即足内踝上三寸之三阴交穴）

第七穴阴交，［一名少关，一名横户］，在脐坎下一寸。当膀胱上际，三焦之募。任脉足少阴冲脉之会。

铜人针八分，得气即泻，泻后宜补之，灸五壮。明堂灸三七壮至百壮。类经孕妇不可灸。

主治气痛如刀搅，腹膜坚痛，下引阴中，不得小便，睾丸牵痛，阴汗湿痒，贲豚，腰膝拘挛，妇人月事不调，崩中带下，产后恶露不止，绕脐冷痛，绝子阴痒，小儿囟陷。

席弘赋云：兼照海曲泉关元气海同泻，治七疝小腹痛如神。又云：治小肠气撮痛连脐，急泻此穴，更于涌泉取气甚妙。

玉龙赋云：兼三里水分，治鼓胀。

第八穴神阙，［一名气舍］，在脐坎中央。

素注禁针，针之令人恶疡溃，夭死不治，灸三壮。铜人灸百壮。

一曰纳炒干净盐满脐上，加厚姜一片，盖定，灸百壮，或以川椒代盐亦妙。

主治阴证伤寒中风，不省人事，腹中虚冷，肠鸣泄泻不止，水肿鼓胀，小儿乳痢不止，腹大风痫，角弓反张，脱肛。妇人血冷不受胎者，灸此永不脱胎。

第九穴水分，[**一名中守，一名分水**]**，在脐坎上一寸。下脘下一寸，当小肠下口。至是而泌别清浊，水液入膀胱，渣滓入大肠，故曰水分。**

铜人针八分，留三呼，泻五吸。素注针一寸。甲乙经针一寸。明堂灸七七壮至四百壮，针五分，留三呼。

主治水病，腹坚肿如鼓，冲胸不得息，肠胃虚弱，绕脐痛，腰脊急强，肠鸣泄泻，状如雷声，小便不通。

神农经云：腹胀水肿，可灸十四壮至二十一壮。

千金云：治反胃吐食，灸十二壮。又，治腹胀绕脐结痛，坚不能食，灸百壮。又，霍乱转筋入腹欲死，用四人持其手足，灸四五壮自不动，即勿持之，灸之十四壮。

太乙歌云：腹胀泻此，兼三里阴谷，利水消肿。

天星秘诀云：兼建里，治肚腹浮肿胀膨膨。

玉龙赋云：兼阴交三里，治鼓胀。

席弘赋云：兼气海，治水肿。

第十穴下脘，在建里下一寸，脐坎上二寸当胃下口，小肠上口，足太阴任脉之会。

铜人针八分，留三呼，泻五吸，灸二七壮，至二百壮。

主治脐上厥气，坚痛腹胀满，寒谷不化，虚肿，癖块连脐，瘦弱不嗜食，翻胃，小便赤。

灵光赋云：兼中脘，治腹坚。

百症[①]赋云：兼陷谷，能平腹内肠鸣。

第十一穴建里，在中脘下一寸，脐坎上三寸。

---

① 百症赋：原为“百证赋”，据第八章改，下径改。

铜人针五分，留十呼，灸五壮。明堂针一寸二分。

主治①腹胀身肿，心痛上气，肠鸣腹痛，呕逆不嗜食。

千金治霍乱肠鸣腹胀，可刺八分，泻五吸，疾出针，日灸二七壮至百壮。

百症赋云：兼内关，扫尽胸中苦闷。

第十二穴中脘，［一名太仓，一名胃脘，一名上纪］，在上脘下一寸，脐坎中央上四寸，居蔽骨与脐之中，手太阳少阳足阳明任脉之会。胃之募也。为腑之会。

铜人针八分，留七呼，泻五吸，疾出针，灸二七壮，至二百壮。明堂灸二七壮至四百壮。素注针一寸二分，灸七壮。

主治五膈，喘息不止，腹暴胀，中恶，脾寒翻胃，饮食不进不化，赤白痢，寒癖结气，心疼伏梁，心下如覆杯，心膨胀，面色萎黄，霍乱吐泻寒热不已，积聚痰饮。此为腑会，凡腑病者当治之。

千金云：虚劳吐血，呕逆不下食，多饱多睡百病，灸三百壮。

玉龙赋云：兼腕骨，疗脾虚黄疸。又云：合上脘，治九种心疼。

灵光赋云：兼下脘，治腹坚。

第十三穴上脘，在巨阙下一寸五分，去蔽骨三寸，去坎五寸。上脘中脘属胃络脾。足阳明手太阳任脉之会。

铜人素注针八分，先补后泻，风痫热病，先补后泻立愈，日灸二七壮，至百壮，未愈倍之。明堂灸三壮。主治腹中雷鸣，食不化，腹疠刺痛，霍乱吐利，腹痛身热汗不

① 治：原为“胎”，误，据上下文改。

出，翻胃呕吐，食不下，腹胀气满，心忪惊悸，时呕血，痰多吐涎，贲豚伏梁，虫卒心痛，积聚坚大如盘，虚劳吐血。

玉龙赋云：合中脘治九种心痛。

太乙歌云：兼丰隆①，治心疼呕吐，伤寒吐蚘。

百症赋云：合神门，治发狂奔走。

神农经云：治心疼积块呕吐，可灸十四壮。

第十四穴巨阙，在鸠尾下一寸。心之募也。

铜人针六分，留七呼，得气即泻，灸七壮至七七壮，一曰针三分，灸七七壮。

主治上气咳逆，胸满气短，胸痛痞塞，九种心痛，蚘痛，痰欲咳嗽，项闷喜呕，霍乱腹痛，恍惚发狂，膈中不利，五脏气相干，卒心痛尸厥。妊娠子上冲心昏闷，刺巨阙，下针令人立苏，不闷，次补合谷，泻三阴交，胎即应针而落。

神农经云：治心腹积气，可灸十四壮。

又治小儿诸痫病，如口哕吐沫，可灸三壮，艾柱如小麦。

第十五穴鸠尾，[一名尾翳，一名髑骬]，类经在臆前蔽骨下五分。人无蔽骨者，从歧骨际下行一寸，甲乙经曰一寸半，膏之原也。

铜人禁灸，灸之令人少心力。大妙手方针，不然，针取气，多令人夭。针三分，留三呼，泻五吸，肥人倍之。明堂灸三壮。素注不可刺灸。类经、经脉图考皆云禁刺灸。

① 丰隆：“隆”原为“陆”，据《类经图翼》改。

此穴大难下针，非甚妙高手，不可轻刺也。①

主治贲热病，偏头痛，引目外眦，噫喘喉鸣，胸满咳呕，喉痹咽肿，水浆不下，癫痫狂走，不择言语，心中气闷，不喜闻人语，咳吐血，心惊悸，精神耗散，少年房劳，少气短气。

慕按此穴，诸家多禁刺灸，自亦不敢妄②与人针，惟灸法有不尽然者。有戴氏友人，气痛延六七月，治以汤药，迄未奏功，后更增多呕病，邀余诊视，遂为先灸天突，次璇玑，次华盖，次紫宫，玉堂，膻中，中庭，鸠尾，巨阙，上脘，中脘，建里，下脘，水分，阴交，气海，石门，关元，中极，每穴用艾五炷灸之，呕痛立止。

又梁潘氏胃脘时痛，彻及于背，病有六七年，后又每食毕两时必呕，口酸，因求治于余。此气血两虚，肝不藏血，血虚生风，风木乘胃，故胃脘痛而呕，先为之灸膻中，次灸鸠尾、巨阙、上脘、中脘立愈。

余外患气病，灸鸠尾而愈者，不能尽录。医道固要信古，然亦不必泥古也。

第十六穴中庭，在膻中下一寸六分陷中，仰而取之。

铜人针三分，灸五壮，明堂灸三壮。

主治胸胁支满噎塞，饮食不下，呕吐食出。

第十七穴膻中，［一名元儿，一名上气海］，在玉堂下一寸六分，横两乳间陷中，仰而取之，足太阴少阴手太阳少阳之会。

---

① 明堂灸三壮……不可轻刺也：原在“主治”条之后，今据上下文体例移至“主治”条前。

② 妄：原为“忘”，据文义改。

难经云：气会膻中。疏曰：气病治此，灸五壮。明堂灸七壮至二七壮，禁针。

主治上气短气，咳逆噎气，喉鸣喘气，不下食，胸中如塞，心胸痛，膈食及胃，肺痈吐痰，呕吐涎沫，妇人乳汁少。

玉龙赋云：兼天突医喘嗽。

第十八穴玉堂，［一名玉英］，在紫宫下一寸六分陷中，仰而取之。

铜人针三分，灸五壮。

主治胸膺满痛，心烦咳逆，上气喘急，不得息，水浆不入，呕吐寒痰。

百症赋云：兼幽门，能治烦心呕吐。

第十九穴紫宫，在华盖下一寸六分，仰而取之。

铜人针三分，灸五壮，明堂灸七壮。

主治胸胁支满，胸膺骨痛，饮食不下，呕逆上气，烦心咳喘，吐血唾白如胶。

第二十穴华盖，在璇玑下一寸陷中，仰而取之。

铜人针三分，灸五壮，明堂灸三壮。

主治咳逆喘急，上气哮喘，喉痹咽肿，水饮不入，胸胁支满痛。

神农经云：治气喘咳嗽，胸满喘逆，不能言语。

百症赋云：兼气户，治胁肋疼痛。

第二十一穴璇玑，在天突下一寸陷中，仰而取之。

铜人针三分，灸百壮。类经针三分，灸五壮。

主治同上。

玉龙赋云：兼气海，治尫羸喘促。

百症赋云：兼神藏，治膈满项强。

第二十二穴天突，［一名玉户，一名天衢］，在结喉下三寸宛宛中，阴维任脉之会。

铜人针五分，留三呼，得气即泻，灸亦得，不及针，若下针当直下不低手①。明堂针一分，灸五壮。素注针一寸，留七呼，灸三壮。类经针五分，留三呼，灸二壮。甲乙经云：低头取之，刺入一寸。

主治上气咳逆，气暴喘，咽肿咽冷声破，喉中生疮，喑不能言，颈肿哮喘，喉中翕翕如水鸡声，胸中气梗，舌下急，心背相控而痛，五噎黄疸，多睡呕吐。

神农经云：治气喘咳嗽，可灸七壮。

孙思邈云：治上气气闷，咽塞声坏，灸五十壮。

许氏曰：此穴一针四效，凡②下针良久，先脾磨食，觉针动为一效，次针破病根，腹中作声，为二效，次觉流入膀胱，为三效，然后觉气流行，入腰后肾中，为四效矣。

第二十三穴廉泉，［一名本池，一名舌本，一名石片］，在颌下结喉上中央舌本下，仰而取之，阴维任脉之会。按刺疟论篇，舌下两脉者廉泉也，又按气府论篇，足少阴舌下各一。又按卫气篇，足少阴之标在背俞，与舌下两脉，然则廉泉非一穴，当是舌根下之左右泉脉，而且为足少阴之会也。

铜人针三分，得气即泻，灸三壮。素注低针取之，针一寸，留七呼。明堂针二分，类经针三分，留三呼，灸三壮。

① 若下针当直下不低手：《明代订正针灸大成》：若下针当之下，不得低手，即伤五脏之气，伤人短寿。遵原文未做改动。

② 凡：原为“儿”，据《明代订正针灸大成》改。

主治咳嗽上气喘急，吐沫，舌下肿难言，舌根急缩不食，舌纵涎出口疮。

第二十四穴承浆，［一名天池，一名悬浆］，在颐前下唇棱下陷中。足阳明任脉之会。大成唇棱下陷中，开口取之。手阳明足阳明督脉任脉之会。

铜人灸七壮至七七壮。素注针二分，留五呼，灸三壮。明堂针三分，得气即泻，留三呼，徐徐引气而出。

主治偏风半身不遂，口眼㖞斜，口噤不开，暴喑不能言，饮水消渴，口齿疳蚀生疮。

按任脉起于大便前小便后两阴之间，循腹上胸抵颏而入于下唇之下，始于会阴，终于承浆，行身前中央直线，共计二十四穴。

第二节　督脉穴部位疗治

第一穴长强，［一名气之阴郄，一名橛骨，灵枢谓之穷骨，亦名尾骶］，在脊骶骨端前三分，伏地取之。督脉之络，别走任脉，足少阴足少阳之会。

铜人针三分，转针以大痛为度，灸不及针。甲乙经针二分，留七呼。

明堂灸七壮，一云日灸三十壮，至二百壮止。

主治腰脊强急，不可俯仰，肠风下血，久痔瘘，狂病，大小便难，五痔五淋，下部疳食，洞泄失精，小儿囟陷，惊痫瘈疭，脱肛泻血。

千金灸尾翠骨七壮，治脱肛神良，又作龟尾，即穷骨也。

类经、经脉图考谓此穴为五痔之本。

第二穴腰俞，［一名髓空，一名腰户，一名背解，一名

腰柱]，在二十一椎节下宛宛中。大成谓以挺身伏地舒身，两手相重支额，纵四体后，乃取其穴。

铜人针八分，留三呼，泻五吸，灸七壮至七七壮。类经针二分，留七呼，灸五壮，一曰针五分，灸七七壮。明堂灸三壮。

主治腰脊重痛，不得俛仰举动，腰以下至足冷痹不仁，强急不能坐卧，温疟汗不出，妇人闭经溺赤，灸后忌房劳强力。

千金云：腰卒痛，去穷骨上一寸灸七壮者即此。

席弘赋云：兼环跳烧针，治冷风冷痹。

第三穴阳关，在十六椎下间，伏而取之，[甲乙经无此穴]。

铜人针五分，灸三壮。

主治膝痛不可屈伸，风痹不仁，筋挛不行。

第四穴命门，[一名属累]，在背中央直线十四椎下间，伏而取之，一云与脐平，用线牵而取之。

铜人针五分，灸三壮。

主治肾虚腰痛，妇人赤白带下，男子泻精耳鸣，手足冷，痹挛，惊恐头眩，头痛如破，身热如火，骨蒸，汗不出，痎疟瘈疭，里急腹痛，腰腹相引，小儿发痫，张口摇头，身角弓反折。

千金云：腰痛不得动者，令病人正立，以竹杖柱地度至脐，乃取杖度背脊，灸杖头尽处，随年壮良。丈夫痔漏下血，脱肛不食，长泄痢，妇人崩中去血，带下淋浊赤白，皆灸之。此侠两旁各一寸横三间寸灸之。

标幽赋云：兼肝俞，能使瞽士视秋毫之末。

第五穴悬枢，在背中央直线十三椎下界，伏而取之。

铜人针三分，灸三壮。

主治腰脊强不得屈伸，积气上下疼痛，水谷不化，泻利不止，腹中留疾。

第六穴脊中，［一神宗一脊俞］，在背中央直线十一椎下界，俛而取之。

铜人针五分，得气即泻，禁灸，灸之令人腰伛偻。

主治风痫癫邪，黄疸，腹满不食，五痔积聚下利便血，小儿脱肛。

第七穴中枢，在背中央直线第十椎下界，俛而取之。此穴诸书皆失之，惟气府论督脉下。王氏注中有此穴，及考之气穴论，曰背与心相控而痛，所治天突与十椎者，即此穴也。

类经针五分，禁灸。

一云此穴能退热进饮食，可灸三壮，常用常效。

第八穴筋缩，在背中央直线第九椎下界，俛而取之。

铜人针五分，灸三壮，明堂灸七壮。

主治癫疾惊狂，脊强风痫，目转反戴上视，目瞪，多言心痛。

第九穴至阳，在背中央直线第七椎下界，俛而取之。

铜人针五分，灸三壮，明堂灸七壮。

主治腰脊强痛，胃中寒不食，少气难言，胸胁支满，羸瘦身黄，淫烁胫酸，四肢重痛，寒热解㑊。

第十穴灵台，在背中央直线第六椎下界，俛而取之。

铜人缺，甲乙经无此穴，出气府论注①。

---

① 铜人缺，甲乙经无此穴，出气府论注：原为小字，据上下文体例改为大字。

类经刺三分，灸三壮，大成载禁针。

主治气喘不能卧，及风冷久嗽，火到便愈。

第十一穴神道，在背中央直线第五椎下界，俛而取之。

铜人灸七七壮至百壮，禁针，明堂针五分，灸三壮，千金灸五壮。

类经刺五分，留五呼，灸五壮。

主治伤寒头痛，寒热往来，痎虐悲愁，健忘惊悸，牙车蹉，张口不合，少儿风痫瘈疭，可灸七壮。

第十二穴身柱，在背中央直线第三椎下界，俛而取之。

铜人针五分，灸七七壮至百壮，明堂灸五壮，下经灸三壮，类经针五分，留五呼，灸五壮。

主治腰脊痛，癫痫狂走，怒欲杀人，瘈疭身热，忘言见鬼，小儿惊痫。

神农经云：治咳嗽，可灸十四壮。

第十三穴陶道，在背中央直线第一椎下界，俛而取之。足太阳督脉之会。

铜人针五分，灸五壮。

主治痎疟寒热，洒淅脊强，烦满，汗不出，头重目瞑，瘈疭，恍惚不乐。

类经载此穴善退骨蒸之热。

乾坤生意云：兼身柱肺俞膏肓，治虚损五劳七伤。

第十四穴大椎，［一名百劳］，在背中央直线第一椎上界陷者中。**一曰平肩**。**手足三阳督脉之会**。

铜人针五分，留三呼，泻五吸，灸以年为壮。

主治肺胀胁满，呕吐上气，五劳七伤，乏力，温疟痎疟，肩背拘急，颈项不回顾，风劳骨蒸，前板齿燥。

仲景云：太阳与少阳并病，颈项强痛，或眩冒，时如结胸，心下痞硬者，当刺大椎第一间，即此穴也。

千金云：凡疟有不可瘥者，从未发前，灸大椎，至发时，满百①壮，无不瘥②。

第十五穴哑门，［一名暗门，一名舌厌，一名舌横］，在颈项中央直线项后入发际五分宛宛中，仰头取之。督脉阳维之会，入系舌本，禁灸，灸之令人哑。

铜人针二分，可绕针八分，留三呼，泻五吸，泻尽，更留针取之。

素注针四分。

主治头项强急，重舌不语，诸阳热盛，衄血不止，寒热痖门，脊强反折，瘈疭巅疾，头风疼痛，汗不出，寒热风痉，中风尸厥，暴死不省人事。

百症赋云：兼关冲，治舌缓不语。

第十六穴风府，［一名舌本］，在颈项中央直线项上入发际一寸，大筋内宛宛中，疾言其肉立起，言休其肉立下，足太阳阳维督脉之会。

铜人针三分，禁灸，灸之令人失音。明堂针四分，留三呼，素注针四分。

主治中风舌缓，暴喑不语，振寒汗出，身重头痛，项急不得回顾，偏风，半身不遂，鼻衄，咽喉肿痛，伤寒狂走，欲自杀，目忘视，头中百病昔魏武帝患风伤项急，华佗治此穴得效。

第十七穴脑户，［一名匝风，一名会额，一名合颅］，在头部中央直线枕骨上强间后一寸五分。一曰在发际上二

---

① 百：原为“白”，据《千金翼方校释》改。

② 瘥：原缺，据《千金翼方校释》补。

寸。足太阳督脉之会。

铜人禁灸，灸之令人哑。明堂针三分。素注针四分。

主治面赤目黄，头面肿痛，瘿瘤。

素问刺脑户，入脑立死。大成谓此穴针灸俱不宜，图考亦谓此穴禁刺灸。

慕按：此穴禁灸，固不待言，至谓禁针，又当别论，明堂显针三分。素注显针四分，彼岂未读刺脑户入脑立死之素问耶？素问不曰刺脑户立死，而曰入脑立死，则刺脑与入脑，盖有深浅之分。明堂素注，一针三分，一针四分，吾知其从刺脑之浅，而非犯入脑之深也。

第十八穴强间，［一名大羽］，在头部中央直线后顶后一寸五分。

铜人针二分，灸七壮，明堂灸五壮。

主治头痛目瞑脑旋，烦心，呕吐涎沫，项强，左右不得回顾，狂走不休。

第十九穴后顶，［一名交冲］，在头部中央直线百会后一寸五分，枕骨上。

铜人针二分，灸五壮，明堂针四分，素注针三分。

主治头项强急，风眩，恶风寒，目䀮䀮，额颅上痛，历节汗出，狂痫癫疾，瘈疭，头偏痛。

第二十穴百会，［一名三阳五会，一名巅上，一名天满］，在巅顶中央直线前顶后一寸五分，顶旋毛心容豆许，直两耳尖上对是穴。督脉足太阳之会，手足少阳足厥阴俱会于此。

铜人针二分，灸七壮至七七壮。甲乙经针三分，灸三壮。图考针二分，灸五壮，一曰灸此穴不得过七七壮。

主治头风头痛，耳聋鼻塞，言语蹇涩，口噤不开，中风偏风，半身不遂，风痫卒厥，角弓反张，吐沫，心神恍惚，惊悸健忘，羊鸣悲哭，目眩心烦，女人血风，胎前产后风疾，小儿惊风急疾，痎疟①脱肛，久不瘥。

大成图考载治悲笑欲死，四肢冷，气欲绝，身口温，可针人中三分，灸百会三壮，即苏。

史记载扁鹊治虢太子尸厥，针取三阳五会，有间，太子苏。

第二十一穴前顶，在头部中央直线囟会后一寸五分骨陷中。一云在百会前一寸。

铜人针一分，灸三壮至七七壮。素注针四分。类经针一分，灸五壮。

主治头风目眩，面赤肿，小儿惊痫瘈疭，发作无时，鼻多清涕，项肿痛。

神农经云：治小儿急慢惊风，可灸三壮，艾炷如小麦。

第二十二穴囟会，在头部中央直线上星后一寸陷中。

铜人针二分，留三呼，得气即泻，灸二七壮至七七壮。类经刺二分，灸五壮。素注针四分。

主治脑虚冷，头风肿痛，项痛，脑疼如破，饮酒过多，头皮肿，风痫清涕，白屑风，头眩颜青，目眩鼻塞，不闻香臭，惊悸，目戴上不识人。

第二十三穴上星，［一名神堂］，在鼻上直线神庭后入发际一寸陷中。

铜人灸七壮，素注针三分，留六呼，灸五壮，类经载宜三棱针出血，以泻诸阳热气。

主治面赤肿，头风头皮肿，鼻中息肉，鼻塞头痛，不

① 痎疟：原为“痎瘥”，据《明代订正针灸大成》改。

闻香臭，鼻血臭涕，痎疟寒热，汗不出，目眩睛痛，不能远视。

第二十四穴神庭，在鼻上中央直线入发际五分。督脉足太阳阳明之会。

铜人灸二七壮至七七壮，素注灸三壮，禁针，针则癫狂，目失明。

主治登高而歌，弃衣而走，癫狂风痫，角弓反张，吐舌，目上视，不识人，头风目眩，泪出惊悸，不得安寝，呕吐烦满，寒热头痛喘渴，鼻渊流涕不止。

张戴人曰：目肿目翳，针神庭上星囟会前顶，翳者可使立退，肿者可使立消。

第二十五穴素髎，［一名面王］，在鼻端准头。

素注针三分，外台针一分，禁灸。

主治鼻中瘜肉不消，喘息不利，㖞噼多涕衄血。

第二十六穴水沟，［一名人中］，在鼻下人中陷中。督脉手足阳明之会。

铜人针四分，留五呼，得气即泻，素注针三分，留六呼，灸三壮。

明堂灸三壮，下经灸五壮，类经大成载灸不及针。

主治中风口噤，㖞①斜牙关不开，卒中恶邪鬼击，不省人事，失笑无时，癫痫卒倒，消渴多饮无度，面肿唇动，水气遍身肿。

第二十七穴兑端，在上唇端中央红白肉交界间。

铜人针二分，灸三壮。

主治癫疾吐沫，唇吻强，齿龈痛，鼻塞痰涎，舌干消

---

① 㖞：原为“蜗”，据《明代订正针灸大成》改。

渴，衄血鼓颔，口噤口疮臭秽不可近，小便黄。

第二十八穴龈[①]交，在唇内中央上齿缝中，任督足阳明之会。

铜人针三分，灸三壮。

主治鼻中瘜[②]肉蚀疮，鼻塞不利，面赤心烦，头额痛，颈项强，目泪多眵赤痛，内眦赤痒痛，生白翳，牙疳肿痛。

类经大成逆刺三分，灸三壮，治鼻瘜牙疳小儿面疮。

按督脉穴，始于长强，终于龈[③]交，行身后中央直线，循腰挟脊抵头而入于上唇内上齿缝中，共计二十八穴。

第三节　足太阳穴部位疗治

第一穴睛明，［一名泪孔］，在目内眦外一分宛宛中。手足太阳足阳明阴跷阳跷五脉之会。

铜人针一分半，留三呼。甲乙经针六分，一曰禁灸。

主治目痛，视不明，恶风泪出，头痛目眩，肿赤，眦痒白翳，胬[④]肉攀睛，雀目，瞳人生障，小儿疳眼，

类经凡治雀目者，可久留针，然后速出之。

第二穴攒竹，［一名始光，一名夜光，一名光明，一名员柱］，在眉头陷者中，有微动脉。

铜人针一分，留三呼，泻三吸，禁灸。素注针二分，留六呼，灸二壮。甲乙经灸三壮。明堂用细三棱针刺之，宣泄热气，眼目大明，宜刺三分出血。

---

① 龈交：原模糊，据广东中医药大学藏本、《明代订正针灸大成》补。

② 瘜肉：《明代订正针灸大成》为息肉，遵原貌，未做改动。

③ 龈：原为“断”，据上文改，

④ 胬：原为“努”，据上下文改。

主治目䀮䀮，视不明，泪出目眩，瞳子痒，眼中赤痛，腮脸瞤动，不得卧。

第三穴眉冲，在直眉头上神庭曲差之间，自内眦度至发际，对折一半得之。

大成针三分，禁灸。

主治五痫，头痛鼻塞。

第四穴曲差，［一名鼻冲］，在神庭旁开一寸五分，入发际取之。

铜人针二分，灸三壮。

主治目不明，鼽衄，鼻塞鼻疮，鼻流清涕臭涕，心烦满，汗不出，头顶肿痛，身体烦热①。

第五穴五处，在曲差后五分，夹上星旁开一寸五分。

铜人针三分，留七呼，灸三壮。明堂灸五壮。

主治腰强反折，瘈疭巅疾，头风热，头痛戴眼，目不明，眩晕不识人。

第六穴承光，在五处后一寸五分。

铜人针三分，禁灸。

主治头风眩痛，呕吐心烦，鼻塞不闻香臭，口㖞，鼻多清涕，目生白翳。

第七穴通天，［一名天白］，在承光后一寸五分。

铜人针三分，留七呼，灸三壮。

主治头旋项痛，不能转侧，鼻塞偏风，鼻衄，鼻疮，鼻多清涕，口㖞喘息，头重耳鸣，尸厥僵仆，瘿瘤。

第八穴络却，［一名强阳，一名脑盖］，在通天后一寸五分。

---

① 烦热：原为“颊热”，据《明代订正针灸大成》改。

铜人灸三壮，素注针三分，留五呼，甲乙经针一寸三分。

主治头眩耳鸣，口喎鼻塞，狂走，瘈疭，恍惚不乐，腹胀，顶肿，青盲内障，目无所见。

第九穴玉枕，在络却后一寸五分，侠脑户旁开一寸三分，起肉枕骨上，入后发际二寸。

铜人针三分，留三呼，灸三壮。

主治目痛如脱，不能远视，内连系，急头风，痛不可忍，鼻窒不闻。

第十穴天柱，在项后发际大筋外廉陷中。

铜人针五分，得气即泻。明堂针二分，留三呼，泻五吸。素注针二分，留六呼。下经灸三壮。

主治头旋脑痛，鼻塞泪出，项强肩背痛，足不任身，目瞑视，脑重如脱，项如拔，不能回顾。

第十一穴大杼，在项后中央第一椎下两旁，相去脊中二寸陷中，正坐取之。海论曰：冲脉者，其输上在于大杼。气穴论注曰：督脉别络。手足太阳三脉之会。难经曰：骨会大杼。疏曰骨病治此。袁氏曰：肩能负重，以骨会大杼也。

铜人针五分，灸七壮。下经素注针三分，留七呼，灸三壮。明堂禁灸。资生云：非有大急不可灸。

主治伤寒汗不出，腰脊项背强痛，不得俛仰，不得卧，僵仆不能久立，膝痛不可屈伸，喉痹烦满，痎疟头旋，咳嗽劳气身热，目眩腹痛，里急身不安，瘈疭筋挛巅疾，身蜷急大。

第十二穴风门，［一名热府］，在项后中央第二椎下两旁，相去脊中二寸，正坐取之。督脉足太阳之会，热府俞

也。

铜人针五分。素注针三分，留七呼。明堂灸五壮。

主治背发痈疽，身热上气，喘气咳逆，胸背痛，风劳呕吐，多嚏，鼻鼽，伤寒头项强，目眩，胸中热，卧不安。

神农经云：伤风咳嗽，头痛，鼻流清涕，可灸十四壮，及治头疼风眩鼻衄不止。

第十三穴肺俞，在三椎下两旁，相去脊中二寸。**千金对乳，引绳度之**。**甄权以搭手左取右，右取左，当中指末是，正坐取之**。

甲乙经针三分，留七呼，得气即泻[①]。明堂灸三壮。甄权灸百壮。素问刺中肺，三日死，其动为咳。

主治五劳传尸，骨蒸，肺风肺痿，咳嗽呕吐，上气喘满，虚烦口干，目眩支满，汗不出，腰脊强痛，背偻如龟，寒热瘿气黄疸，皮痒，余后吐水，不嗜食，狂走，欲自杀，肺中风，偃卧胸满，短气瞀闷。

慕按：伤寒太阳少阳并病，心下硬，颈项强而眩者，当刺大椎，肺俞，肝俞，是肺俞又为太阳少阳并病所针之穴。

又按此穴主泻五藏之热，与五藏俞同。

第十四穴厥阴俞，［一名厥俞］，在四椎下两旁，相去脊中二寸，正坐取之。**（此穴出山眺经，甲乙经无）或曰：脏腑皆有俞在背，独心包络无俞何也？曰：厥阴俞，即心包络俞也**。

铜人针三份，灸七壮。

主治咳逆牙痛，心痛结胸，呕吐烦闷。

---

① 泻：原为“泄”，据上下文意改。

第十五穴心俞，在五椎下两旁，相去脊中二寸，正坐取之。

铜人针三分，留七呼，得气即泻，不可灸，明堂灸三壮，素问曰：刺中心，一日死，其动为噫。

主治偏风半身不遂，食噎，积热寒热，心气闷乱，烦满恍惚，心惊，心中风，偃卧不得倾侧，汗出，唇赤，狂走，发痫悲泣，呕吐咳血，黄疸，鼻衄目眩，目昏，不下食，健忘。

神农经云：小儿气不足者，数岁不能语，可灸五壮，艾炷如麦粒。

此穴主泻五藏之热，与五藏俞同。

第十六穴督俞，在六椎下两旁，相去脊中二寸，正坐取之。

按经脉图考无此穴，大全无此穴，张氏类经无此穴，惟针灸大成有之。大成灸三壮。

主治寒热，心痛，腹痛雷鸣，气逆。

第十七穴膈俞，在七椎下两旁，相去脊中二寸，正坐取之。**为血之会**。**难经曰：血会膈俞**。**疏曰：血病治此**。

铜人针三分，留七呼，灸三壮。素问刺中膈，皆为伤中，其病难愈，不过一岁必死。

主治心痛周痹，吐食翻胃，骨蒸，四肢怠惰，嗜卧，咳逆，呕吐，膈胃寒痰，食飲不下，热病汗不出，身重常温，食则心痛，身痛肿胀，胁腹满，自汗盗汗，痃癖五积，气块血块。

第十八穴肝俞，在九椎下两旁，相去脊中二寸，正坐取之。

铜人针三分，留六呼，灸三壮，明堂灸七壮，素问刺中肝，五日死，其动为欠。

主治气短，咳血，多怒，胁肋满闷，咳引两胁脊胸急痛，不得息，转侧难，腰反折，目上视，目𥆧𥆧，生白翳，泪多出，眼目诸疾，惊狂衄衃，寒疝，小腹痛，热病瘥后食五辛目暗，痉病相引转筋入腹，肚中风，坐不得低头，两目连额上色微青，积聚痞痛。

此穴主泻五藏之热，与五藏俞治同。

第十九穴胆俞，在十椎下界两旁，相去脊中二寸，正坐取之。

铜人针五分，留七呼，灸三壮。明堂针三分，下经灸五壮。素问刺中胆，一日半死，其动为呕。

主治头痛振寒，汗不出，腋下肿，心腹胀满，口干苦，咽痛呕吐，翻胃食不下，骨蒸劳热，目黄，胸胁痛，不能转侧。

第二十穴脾俞，在十一椎下界两旁，相去脊中二寸，正坐取之。

铜人针三分，留七呼，灸三壮。明堂灸五壮。素问刺中脾，十日死，其动为吞。

主治腹胀引胸背痛，多食身瘦，痃癖积聚，胁下满，痎疟寒热，黄疸，腹胀痛，吐食不食，饮食不化，或饮食倍多，烦热嗜卧，善欠，泻利，体重，四肢不收。

此穴主泻五藏之热，与五藏俞同。

第二十一穴胃俞，在十二椎下界两旁，相去脊中二寸，正坐取之。

铜人针三分，留七呼，灸随年为壮。明堂灸三壮，下经灸七壮。

主治霍乱胃寒，肠鸣腹痛，翻胃呕吐，不嗜食，多食羸瘦，目不明，胸胁支满，脊痛筋攣，小儿不生肌肉，痢下赤白。

李东垣曰：中湿者，治在胃俞。

第二十二穴三焦俞，在十三椎下界两旁，相去脊中二寸，正坐取之。

铜人针五分，留七呼，灸三壮。明堂针三分，灸五壮。

主治伤寒身热，头痛吐逆，肩背急，腰脊强，不得俯仰，藏府积聚，胀满，膈塞不通，饮食不化，羸瘦，不能饮食，水谷不分，泄注下利，腹痛肠鸣目眩。

第二十三穴肾俞，在十四椎下界两旁，相去脊中二寸，正坐取之，前与脐平。

铜人针三分，留七呼，灸以年为壮。明堂灸三壮。素问：刺中肾，六日死，其动为嚏。

主治虚劳羸瘦，耳聋肾虚，水藏久冷，面目黄黑，腰痛梦遗，精滑，脚膝拘急，身热头重，振寒，心腹膜胀，两胁满痛，牵引小腹急痛，少气溺血，小便淋浊，目视䀮䀮，肾中风，腰寒如水，足冷如冰，肠鸣洞泄，食不化，女人积气成劳，月经不调，赤白带下。

第二十四穴气海俞，在十五椎下界两旁，相去脊中二寸，正坐取之。

铜人类经图考无此穴，惟大成有此穴。

大成针三分，灸五壮。

主治腰痛痔漏。

第二十五穴大肠俞，在十六椎下界两旁，相去脊中二寸，伏而取之。

铜人针三分，留六呼，灸三壮。

主治[1]脊强不得俯仰，腰痛，腹中气胀，绕脐切痛，多食身瘦，肠鸣，大小便不利，洞泄，食不化，小肠绞痛，肠澼。

第二十六穴关元俞，在十七椎下界两旁，相去脊中二寸，伏而取之。铜人、类经、图考无此穴，惟大成有此穴。

慕按：针三分，灸三壮。

主治风劳腰痛，泄痢虚胀，小便难，妇人瘕聚诸疾。

第二十七穴小肠俞，在十八椎下界两旁，相去脊中二寸，伏而取之。

铜人针三分，留六呼，灸三壮。

主治膀胱三焦病，大小肠寒热，小便赤不利，淋沥遗溺，小腹胀满疠痛，泄痢脓血五色，脚肿，五痔疼痛，消渴津液少，口干不可忍，妇人带下。

第二十八穴膀胱俞，在十九椎下界两旁，相去脊中二寸，伏而取之。

铜人针三分，留六呼，灸三壮，明堂灸七壮。

主治小便赤涩黄浊，遗溺，泄痢，腰脊腹痛，阴生疮，少气，胫寒拘急，不得屈伸，脚膝寒冷无力，腹满，大便难，女子瘕聚。

第二十九穴膂内俞，在二十椎下界两旁，相去脊中二寸，夹脊胂起肉间，伏而取之。

铜人针三分，留六呼，灸三壮。

主治肾虚，消渴，腰脊强，不得俯仰，肠冷，赤白痢，疝痛，汗不出，腹胁胀痛，明堂云：腰痛侠脊里痛，上下按之应者，从项至此穴，痛皆宜灸。

---

① 治：原为“热”，据上下文改。

第三十穴白环俞，在二十一椎下界两旁，相去脊中二寸，伏而取之。

素注针五分，甲乙经针八分，得气则先泻，泻讫多补之，不宜灸。明堂灸三壮。

主治腰脊痛，不得坐卧，手足不仁，疝痛，二便不利，温虐，劳损虚风，筋痹挛缩，虚热闭塞。

第三十一穴上髎，在腰髁骨下一寸，夹脊①两旁第一穴陷中。缪刺论注曰：腰下夹尻有空骨各四，盖即此四髎穴也。刺腰痛论注曰：上髎当髁骨下陷中，余三髎少斜下，按之陷中是也。[腰髁者，即十六椎下腰脊两旁起骨之夹脊者]，足太阳少阳之络。

铜人针三分，灸七壮，类经针三分，留七呼，灸七壮。

主治大小便不利，呕逆，腰膝冷痛，寒热疟，鼻衄，妇人白沥绝嗣，阴中痒痛，阴挺出，赤白带下。

第三十二穴次髎，在腰髁骨下一寸，夹脊两旁第二空陷中。

铜人针三分，灸七壮，类经载针三分，留七呼，灸七壮，一曰灸三壮。

主治小便赤淋不利，腰痛不得转摇，急引阴气，痛不可忍，疝气下坠，腰以下至足不仁，背膝寒，心下坚胀，足清气痛，肠鸣，泄泻，妇人赤白带下。

第三十三穴中髎，在腰髁骨下一寸，夹脊两旁第三空陷中。

铜人针三分，留十呼，灸三壮，类经针二分。

主治二便不利，腹胀飧泄下痢，五劳七伤六极，妇人

① 脊：原为“届”，误，据《类经图翼》改。

绝子，带下，月事不调。

第三十四穴下髎，在腰髁骨下一寸，夹脊两旁第四空陷中。

铜人针二分，留十呼，灸三壮。

主治二便不利，肠鸣泄泻，寒湿内伤，大便下血，腰不得转，痛引卵，小腹急痛，淋浊不禁，妇人带病。

第三十五穴会阳，［一名利机］，在阴尾尻骨两旁。**甲乙经曰：督脉气所发**。

铜人针八分，灸五壮，类经大成载一曰针八分。

主治腹中寒热泄泻，肠澼便血，久痔，阳气虚乏，阴汗湿。

第三十六穴附分，在二椎下界附项内廉两旁，相去脊中各三寸半，正坐取之。**手足太阳之会**。

铜人针三分，素注针八分，灸五壮，甲乙经针八分。

主治肘臂不仁，肩背拘急，风客腠理，颈痛不得回顾。

第三十七穴魄户，在三椎下界两旁，相去脊中各三寸半，正坐取之。

铜人针五分，得气则泻，又宜久留针，日灸七壮，至百壮，素注灸五壮，类经载针三分。

主治虚劳肺痿，三尸走注，肩膊胸背连痛，项强急，不得回顾，喘息咳逆，烦满呕吐。

第三十八穴膏肓俞，在四椎下界两旁，相去脊中各三寸半，正坐曲脊取之。

千金翼云：先令病人正坐，曲脊伸两手，以臂着膝前，令正直，手大指膝头齐，以物支肘，勿令臂动，乃从胛骨上角摸索至胛角下头，其间病有四肋三间，依胛骨之际，相去际如容侧指许，按其中一间空处，自觉牵引肩中，是其穴也。

又法：但以右手搭左肩上，中指梢所不及处，是其穴也，左手亦然，乃以前法灸之。其有不能久坐伸臂者。亦可伏衣襆上，伸两臂，令人挽两胛骨，使相离去，不尔，胛骨覆穴，不得其真也。所伏衣襆，当令大小得宜，不尔，则前却亦失其穴也。此穴灸后，令人阳气日盛，当消息①自为补养，令得平复，则诸病无所不治。

又法：如其人骨节分明，则以椎数为准。若脊背肥厚，骨节难寻，须以大椎至尾骶量分三尺折取之，不然，则以平脐十四椎命门为则，逐椎分寸取之，则穴无不真，然取大椎之法，除项骨三节不在内，或亦有项骨短而无可寻者，当以肩之处为第一椎，以次求之，可无差也。

捷径云：灸膏肓功效，诸书例能言之，而取穴则未也，千金等方之外，庄绰论之最详，然繁而无统，不能归定于一。余尝以意取之，令病人两手交在两膊上，灸时亦然，胛骨遂开，其穴立见，以手指摸索第四椎下两旁各三寸半四肋三间之中，按之酸疼是穴。当以千金立点立灸，坐点坐灸，卧点卧灸为的。

刘瑾云：取膏肓穴，当除第一椎小骨不算，若连第一椎数下，当在五椎下两旁各三寸，共折七寸，分两旁按其酸疼处，乃是真穴。

此穴晋以前未有，乃后人所增也。

铜人灸百壮，至五百壮。千金灸至千壮，少亦七七壮。

主治百病，无所不疗，虚羸瘦损，五劳七伤，梦遗失精，上气咳逆，痰火发狂健忘，痁疾，胎前产后诸疾。

---

① 息：原缺，据《类经图翼》补。

大成云：人年二旬后，方可灸此穴，仍灸足三里二穴，引火气下行，以固其本。若未出幼而灸之，恐火气盛，上焦作热。每见医家不分老幼，又多不泻三里，以致虚火上炎，是不经口授而妄作也，岂能瘳其疾哉。患者灸此，必针三里，或气海，更清心绝欲，参阅前后各经，细意调摄，何患疾不瘳也。

慕按：膏肓一穴，昔贤多主用灸而禁针，慕尝疗治疟疾，乘其方来，如发寒则用补针，如发热则用泻针，出针立愈，不一而足，愿以公诸同好者。

第三十九穴神堂，在五椎下界两旁，相去脊中各三寸半陷中，正坐取之。

铜人针三分，灸五壮，明堂灸三壮，素注针五分。

主治腰脊强痛，不可俯仰，洒淅寒热，胸腹满逆时噎。

第四十穴譩譆，在肩膊内廉六椎下界两旁，相去脊中各三寸半，正坐取之。甲乙经曰：以手痛按之，痛者呼譩譆是穴，盖因其痛也。

铜人针六分，留三呼，泻五吸，灸二七壮至百壮。素注针七分，明堂灸五壮。

主治大风热病，汗不出，劳损不得卧，温疟寒疟，胸腹胀闷，目眩气噎，肩背胁肋痛急，不得俯仰，目痛，鼻衄，喘逆上气，小儿食时头痛。

第四十一穴膈关，在七椎下界两旁，相去脊中各三寸半，正坐开肩取之。类经云：此亦血会，治诸血病。

铜人针五分，灸三壮，类经灸五壮。

主治背痛恶寒，脊强，俯仰难，呕吐，食欲不下，胸中噎闷，多涎唾，大便不节，小便黄不利。

第四十二穴魂门，在九椎下界两旁，相去脊中各三寸

半，正坐取之。

铜人针五分，灸三壮。

主治尸厥走注，胸背连心痛，食饮不下，腹中雷鸣，大便不节，小便黄赤。

此穴主泻五藏之热，与五藏俞同。

第四十三穴阳纲，在十椎下界两旁，相去脊中各三寸半，正坐开肩取之。

铜人针五分，灸三壮，下经灸七壮。

主治肠鸣腹痛，食饮不下，小便涩赤，腹胀身热，大便泄利，消渴目黄，怠惰。

第四十四穴意舍，在十一椎下界两旁，相去脊中各三寸半，正坐取之。

铜人针五分，灸五十壮至百壮。类经针五分，灸七壮。明堂灸五十壮。下经灸七壮。素注灸二壮，甲乙经针五分，灸三壮。

主治背痛腹胀，大便滑泄，小便赤黄，饮食不下，呕吐消渴，恶风寒，身热目黄。

此穴主泻五藏之热，与五藏俞同。

第四十五穴胃仓，在十二椎下界两旁，相去脊中各三寸半，正坐取之。

铜人针五分，灸五十壮，甲乙经灸三壮。

主治腹满虚胀，水肿，食饮不下，恶露，背脊痛，不得俯仰。

第四十六穴肓门，在十三椎下界两旁，相去脊中各三寸半，又肋间陷中，前与鸠尾相直，正坐取之。

铜人针五分，灸三十壮，类经载灸三壮，气府论注灸三十壮。

主治心下痛，大便坚，妇人乳疾。

第四十七穴志室，在十四椎下界两旁，相去脊中各三寸半陷中，正坐取之。

铜人针九分，灸三壮，明堂灸七壮，类经针五分，灸三壮。

主治阴肿阴痛，小便淋沥，梦遗失精，腰脊强痛，不得俯仰，胁痛，腹胀满，吐逆，饮食不消，霍乱。

此穴主泻五藏之热，与五藏俞同。

第四十八穴胞肓，在十九椎下界两旁，相去脊中各三寸半陷中，伏而取之。

铜人针五分，灸五七壮，明堂灸三七壮，甲乙经灸三壮。

主治腰脊急痛，食不消，腹坚急，肠鸣淋沥，不得大小便，癃闭下肿。

第四十九穴秩边，在二十椎下界两旁，相去脊中各三寸半陷中，伏而取之。

铜人针五分，明堂针三分，灸三壮。

主治五痔发肿，小便赤涩，腰背痛。

第五十穴承扶，［一名肉郄，一名阴关，一名皮部］，在尻臀下股阴上约纹中。

铜人针七分，灸三壮，甲乙经针二寸。

主治腰脊相引如解，久痔，尻臀肿，大便难，阴胞有寒，小便不利。

第五十一穴殷门，在承扶下六寸，腘上两筋之间。又在浮郄下三寸。

铜人针七分，类经针七分，留七呼，灸三壮。

主治腰脊不可俛仰，举重，恶血流注，外股肿。

第五十二穴浮郄，在委阳上一寸，曲膝得之。

铜人针七分，灸七壮，类经针五分，灸三壮。

主治霍乱转筋，膀胱小肠热，大肠结，股外筋急，髀枢不仁。

第五十三穴委阳，在承扶下六寸，屈伸取之。在足太阳之前，少阳之后，出于腘中外廉两筋间。三焦下辅①**俞，足太阳之别络也。**

素注针七分，留五呼，灸三壮。

主治腰脊腋下肿痛，胸满膨膨，筋急身热，瘈疭颠疾，小腹满，飞尸遁注，痿厥不仁。

第五十四穴委中［一名血郄］，在腘中央约纹动脉陷中。伏卧屈足取之。足太阳所入为合，即此穴也。

铜人针八分，留三呼，泻七吸。素注针五分，留七呼，甲乙经针五分，禁灸。类经针五分，留七呼，灸三壮。

主治腰膝痛，腰侠脊沉沉然，腰重不能举，遗溺，小腹坚满，风痹，髀枢痛，可出血，痼疹皆愈，伤寒四肢热，热病汗不出，取其经血立愈，大风发眉堕落，刺之出血。但春月刺之，勿令出血，盖太阳合肾，肾主于冬，水衰于春，故春毋令出血。

第五十五穴合阳，在膝腘约纹下二寸。

铜人针六分，灸五壮。

主治腰脊强引腹痛，阴股热，胻酸肿，步履难，寒疝偏坠，女子崩中带下。

第五十六穴承筋，［一名腨肠，一名直肠］，在腨肠中

---

① 辅应为合，《明代订正针灸大成》为辅，遵原文，未做改动。

央陷中，胫后脚跟上七寸。

铜人灸三壮。

主治腰背拘急，腋肿，大便秘，五痔，腨酸，寒痹不仁，脚跟急痛，牵引小腹，衄衄，霍乱转筋。

第五十七穴承山，［一名鱼腹，一名肉柱，一名肠山］，在腨肠下分肉间陷中，一云腿肚下尖分肉间，针经云取穴须用两手高托，按壁上，两足趾离地，用足趾大尖竖起，上看足脱腨肠下分肉间。

铜人针七分，灸五壮，明堂针八分，得气即泻，速出针，灸不及针，止六七壮，下经灸五壮。

主治大便不通，转筋，痔肿，战栗，不能立，脚气脚肿，胫酸，脚跟痛，筋急痛，霍乱，急食不通，伤寒水结。

灵光赋云：治转筋并久痔。

今时多用此穴治伤寒立效，亦有初发疟疾者，灸之立已。

第五十八穴飞阳，［一名厥阳］，在足外踝上七寸后陷中，足太阳络别走少阴。

铜人针三分，灸三壮。明堂灸五壮。

主治痔患肿痛，体重，起坐不能，步履不收，脚腨酸肿，战栗，不能久坐久立，足趾不能屈伸，目眩痛，历节风，逆气癫疾，寒疟。实则鼽窒头背痛，泻之，虚则鼽衄，补之。

第五十九穴附阳，在足外踝上三寸，太阳前少阳后筋骨之间，阳跷之脉。

铜人针五分，灸三壮，留七呼。素注针六分，留七呼，灸三壮，明堂灸五壮。

主治霍乱转筋，腰痛不能立，坐不能起，髀枢股胻痛，痿厥风痹不仁，头重顑痛，时有寒热，四肢不举，屈伸不能。

第六十穴昆仑，在足外踝后五分，跟骨上陷中，细动脉应手是。足太阳所行为经，即是此穴也。

铜人针三分，灸三壮。素注针五分，留十呼。类经刺五分，留七呼，灸三壮，或七壮。大成云：妊妇针之落胎。

主治腰尻脚气，足腨肿不能履地，鼽衄，腘如结，踝如裂，头痛，肩背拘急，咳喘满，腰脊内引痛，伛偻，阴肿痛，目眩痛如脱，疟多汗，心痛与背相接，妇人孕难，胞衣不出，小儿发痫瘈疭。

神农经云：治腰尻同，足痛不能履地，肩背拘急，可灸七壮。

第六十一穴仆参，［一名安邪］，在足跟骨下陷中，拱足得之。足太阳阳跷之会。

铜人针三分，灸七壮，明堂灸三壮，类经针二分，留七呼，灸七壮。

主治腰痛足痿不收，足跟痛不得履地，霍乱转筋，吐逆尸厥，癫痫，狂言见鬼，脚气膝肿痛，

灵光赋云：后跟痛在仆参求。

第六十二穴申脉，在足外踝下五分陷中，容爪甲许白肉际，前后有筋，上有踝骨，下有软骨，其穴居中。是阳跷脉所生者。

铜人针三分，留七呼，灸三壮。

主治风眩，脚痛胻酸，不能久立，如在舟车，劳极冷气逆气，腰髋冷痹痛，脚膝屈伸难，妇人血气痛，

神农经云：治腰痛可灸五壮。

灵光赋云：阳跷阴跷阳陵阴陵四穴，治脚气，又兼足

三里同治脚气，亦去在腰诸疾。

第六十三穴金门，［一名关梁］，在足外踝下一寸。足太阳郄阳维别属也。

铜人针一分，灸三壮，类经载针三分，灸七壮，炷如小麦。

主治霍乱转筋，尸厥癫痫疝气，膝胻酸，身战不能久立，小儿张口摇头，身反折。

第六十四穴京骨，在足小指外侧，本节后大骨下赤白肉际陷中，可按而得。足太阳所过为原，即此穴也。

铜人针三分，留七呼，灸七壮。明堂灸五壮。素注灸三壮。

主治头痛如破，腰痛不得屈伸，身后侧痛，目眩内眦赤烂，筋挛善惊，痎疟寒热，足胻髀枢痛，颈项强，不能回顾，伛偻衄衄。

第六十五穴束骨，在足小指外侧本节后陷中，赤白肉际，足太阳所注为俞，即此穴也，

铜人针三分，留三呼，灸三壮。

主治腰脊痛如折，髀不可曲，腘如结，踹如裂，耳聋，恶风寒，头腮项痛，目眩身热，目黄泪出，肌内动，项强不可回顾，目内眦赤烂，肠澼泄痔，痎疟癫[①]狂，痈疽，背生疔疮。

第六十六穴通谷，在足小指外侧本节前陷中。足太阳所溜为荥，即此穴也。

铜人针二分，留三呼，灸三壮。

主治头痛头重，目眩，善惊，项痛衄衄，目䀮䀮，结

① 癫：原为“颠”，据《明代订正针灸大成》改。

积留饮胸满，食不化，失矢。

李东垣曰：胃气下溜，气乱在于头，取天柱大杼；不足，深取通谷束骨。

第六十七穴至阴，在足小指外侧，去爪甲角如韭叶。足太阳所出为井，即此穴也。

铜人针二分，灸三壮。素注针一分，留五呼。

主治风寒头重鼻塞，目痛生翳，胸胁痛无常处，转筋，寒疟，汗不出，烦心，足下热，小便不利，大眦痛，失精，脉痹从足小指起，牵引上下。张文仲治妇人横产，手先出，诸药不效，为灸右脚小指尖三壮，炷如小麦，立产。

足太阳经穴，起于睛明，终于至阴，共计六十七穴，左右合计一百三十四穴。

第四节　手太阳穴部位疗治

第一穴少泽，［一名小吉］，在手小指外侧端，去爪甲角一分陷中。手太阳所出为井，即此穴也。

铜人针一分，留三呼，灸一壮。素注灸三壮。

主治痎疟寒热，汗不出，喘痹舌强，心烦，咳嗽，瘈疭，臂痛，颈项痛不可顾，目生翳，覆瞳子，口中涎唾。及疗妇人无乳，先泻后补。

玉龙赋云：治妇人乳肿。

灵光赋云：除心下寒。

第二穴前谷，在手小指外侧本节前陷中。手太阳所溜为荥，即此穴也。

铜人针一分，留三呼，灸一壮。明堂灸三壮。

主治热病，汗不出，痎疟，癫疾，耳鸣，喉痹，颈项颊肿，引耳后，咳嗽目翳，鼻塞不利，吐衄，臂痛不得举，妇人产后无乳。

第三穴后溪，在手小指本节后外侧，横纹尖上陷中，仰手握拳取之。一云在手腕前外侧，拳尖起骨下陷中。(慕按前说为是)。手太阳所注为俞，即此穴也。

铜人针一分，留二呼，灸一壮，一云三壮。

主治痎疟寒热，目赤生翳，鼻衄，耳聋，胸满，头项强，不得回顾，癫痫，臂肘急挛，五指尽痛，

神农经云：治项强不得回顾，臂寒肘痛，灸七壮。

玉龙赋云：专治时疫痎疟。

拦江赋云：专治督脉病癫狂。

第四穴腕骨，在手外侧腕前起骨下陷中。手太阳所过为原，即此穴也。

铜人针二分，留三呼，灸三壮。

主治热病，汗不出，胁下痛，不得息，颈项肿，寒热耳鸣，目出冷泪生翳，狂惕偏枯，臂肘不得屈伸，疟疾烦闷，头痛惊风，瘈疭，五指掣挛。

第五穴阳谷，在手外侧腕中，锐骨下陷中。手太阳所行为经，即此穴也。

素注针二分，留三呼，灸三壮。甲乙经留二呼。

主治癫疾狂发，热病，汗不出，胁痛，颈颔肿，寒热，耳鸣耳聋，齿痛，臂不举，吐舌戾颈，妄言，左右顾，目眩，小儿瘈疭，舌强不乳。

第六穴养老，手外骨上一空，腕后一寸陷中。手太阳郄。

铜人针三分，灸三壮。

主治肩臂酸痛，肩欲折，臂如拔，手不能上下，目视不明。

第七穴支正，在腕后外廉五寸。手太阳络别走少阴。

铜人针三分，灸三壮，明堂灸五壮，类经针三分，留七呼，灸三壮。

主治风虚惊恐，悲忧癫狂，五劳四肢虚弱，肘臂挛急，难以屈伸，手不握，十指尽痛，热病，先腰颈酸，喜渴，强项疣目。实则节弛肘废，泻之；虚则生疣小如指，痂疥，补之。

第八穴小海，在肘内大骨外，去肘端五分陷中，屈手向头取之，手太阳所入为合，即此穴也。

素注针二分，留七呼，灸三壮。类经图考，均刺二分，留七呼，灸五壮，或七壮。

主治颈颔肩臑肘臂外后廉痛，寒热，齿根肿，风痃①颈项痛，疡肿振寒，小腹痛，肘腋肿痛，痫发羊鸣，瘈疭狂走，颔颊肿，不可回顾，肩似拔，臑似折，耳聋目黄。

第九穴肩贞，在肩曲胛下两骨解间，肩髃后陷中。

铜人针五分，素注针八分，灸三壮。

主治伤寒寒热，颔肿，耳鸣耳聋，缺盆肩中热痛，手足风痹麻木不举。

第十穴臑俞，在肩髎后大骨下胛上廉陷中，举臂取之。手足太阳阳维阳跷之会。

铜人针八分，灸三壮。

主治臂酸无力，肩痛引痹，寒热，气肿颈痛。

第十一穴天宗，在秉风后大骨下陷中。

铜人针五分，留六呼，灸三壮。

主治肩臂酸疼，肘外后廉痛，颊颔肿。

① 风痃：同风眩，遵原貌，未做改动。

第十二穴秉风，在[1]**肩上天髎外小髃骨，举臂有空，手太阳阳明手足少阳之会。**

铜人针五分，灸五壮。

主治肩痛不能举。

第十三穴曲垣，在肩中央曲胛陷中，按之应手痛。

铜人针五分，灸三壮，明堂针九分。

主治肩臂热痛，拘急周痹痛闷。

第十四穴肩外俞，在肩胛上廉去脊大椎旁三寸陷中，与大杼平。

铜人针六分，灸三壮。明堂灸一壮。

主治肩胛痛，周痹，寒至肘，发寒热，引项挛急。

第十五穴肩中俞，在肩胛内廉，去脊大椎旁二寸陷中。

素注针六分，灸三壮。铜人针三分，留七呼，灸十壮。

主治咳嗽上气，唾血寒热，目视不明。

第十六穴天窗，在颈大筋前，曲颊下，扶突后，动脉应手陷中。

素注针六分，铜人针三分，灸三壮。

主治痔瘘颈瘿肿痛，肩胛痛引项，不得回顾，耳聋，颊肿痛，喉痛，暴喑不能言，齿噤中风。

第十七穴天容，在耳下曲颊后。

大成针一分，灸三壮。

主治喉痹寒热，咽中如梗，瘿气项痛，不可回顾，齿噤不能言，胸满不得息，耳鸣耳聋，胸痛，呕逆吐沫。

第十八穴颧髎，［一名兑骨］，在面頄骨下廉锐骨端陷中，手少阳太阳之会。

---

① 在：原为“生”，据上下文改。

素注针三分，铜人针二分，大成类经针二分，禁灸。

主治口㖞面赤，目黄，眼𥆧动不止，𩓐肿齿痛。

第十九穴听宫，[一名多所闻]，在耳中珠子大如赤小豆。手足少阳手太阳三脉之会。

铜人针三分，灸三壮，明堂针一分，甲乙经针三分。

主治失音癫疾，心腹满，耳聋，如物填塞无闻，耳嘈如蝉鸣。

按手太阳经穴，始于少泽，终于听宫，共计一十九穴，左右合计三十八穴。

第五节　足少阳穴部位疗治

第一穴瞳子髎，[一名太阳，一名前关]，在目外去眦五分。手太阳手足少阳三脉之会。

素注针三分，灸三壮。

主治目痒翳膜白，青盲无见，远视䀮䀮，赤痛泪出多眵，𥌒内眦痒①，头痛喉闭。

慕按：眼红肿痛，针此穴放血立效，经验多人。

第二②穴听会，[一名听河，一名后关]，在耳前陷中，客主人下一寸，动脉宛宛中，去耳珠下开口有空，侧卧张口取之。

铜人针三分，留三呼，得气即泻，不须补，日灸五壮，至三七壮，十日后依前数灸。明堂针三分，灸三壮。大成针四分，灸三壮，经脉图考同。

---

① 𥌒内眦痒：《明代订正针灸大成》无，《类经图翼》其后“内眦”为“外眦”。

② 二：原为“六”，据上下文改。

主治耳鸣耳聋，牙车脱臼，不得嚼物，齿痛，恶寒物，狂走瘈疭，恍惚不乐，中风㖞斜，手足不随，

玉龙赋云：治耳聋腮肿。

第三穴客主人，［一名上关］，**在耳前起骨上廉开口有空，侧卧张口取之。手足少阳足阳明三脉之会。本输篇曰：刺之则呿，不能久者，即此穴。**

铜人灸七壮，禁针。明堂针一分，得气即泻，日灸七壮，至二百壮。下经灸十壮。素注针三分，留七呼，灸三壮。素问禁深刺，深则交脉，破为肉漏，耳聋久而不得欬。甲乙经曰：刺太深，令人耳无闻，

主治口眼偏斜，吻强，耳聋耳鸣聤耳，目眩齿痛瘈疭①，口噤不能嚼物，青盲迷目䀮䀮。

第四穴颔厌，在耳前曲角颞颥上廉，［即脑空之上］，手足少阳足阳明之会。

铜人针七分，留七呼，灸三壮。类经刺三分，留七呼，灸三壮。论注曰：刺深令人耳无所闻。

主治偏头痛，头风，目眩，惊痫，手捲手腕痛，耳鸣，目无见，目外眦急，善嚏，颈痛，历节风，汗出。

第五穴悬颅，在耳前曲角上颞颥之中。寒热病篇曰：足阳明有挟鼻入于面者，名曰悬颅，此为足少阳阳明之会，故气府论注，为足阳明脉气所发。

铜人针三分，留三呼，灸三壮。明堂针二分。素注针七分，留七呼，深刺令人耳无所闻。

主治头痛，牙齿痛，面肤赤肿热病，烦满汗不出，头

① 瘈疭：原为“瘈痛”，据《类经图翼》改。

偏痛，引目外眦，身热，鼻洞浊下不止，传为鼽瞢①瞑目。

第六穴悬厘，在耳前曲角上颞颥下廉，手足少阳阳明四脉之会。

铜人针三分，灸三壮，素注针三分，留七呼。

主治面皮赤肿，头偏痛，烦心不欲食，中焦客热，热病汗不出，目锐眦赤痛。

第七穴曲鬓，在耳上入发际曲隅陷中，鼓颔有空。足太阳少阳之会。

铜人针三分，灸七壮，明堂灸三壮。

主治颔颊肿，引牙车不得开，急痛，口噤不能言，颈项不得回顾，脑两角痛，巅风目眇。

第八穴率谷，在耳上入发际一寸陷中，嚼牙取之。足太阳少阳之会。

铜人针三分，灸三壮。

主治脑痛，两头角痛，头重，醉后酒风，皮肤肿，饮食烦满，胃寒呕吐，膈痛寒痰。

第九穴天冲，在耳后入发际二寸，一曰在耳上前三分。足太阳少阳之会。

铜人针三分，灸三壮。

主治癫疾风痉，牙龈肿，惊恐头痛。

第十穴浮白，在耳后入发际一寸。足太阳少阳之会。

铜人针三分，灸七壮，明堂灸三壮。

主治足不能行，耳聋耳鸣齿痛，胸满不得息，胸痛，颈项瘿痈肿，不能言，肩臂不举，发寒热，喉痹咳逆，痰沫耳鸣，嘈嘈无所闻。

---

① 瞢：原为“懞”，据《明代订正针灸大成》改。

第十一穴窍阴，［**一名枕骨**］**，在完骨上枕骨下摇动有空，足少阳太阳之会。**

铜人针三分，灸七壮。甲乙针四分，灸五壮。素注针三分，灸三壮。

主治四肢转筋，目痛，头颈颔痛，引耳嘈嘈，耳鸣无所闻，舌本出血，骨劳①，痈疽发厉，手足烦热，汗不出，舌强胁痛，咳逆喉痹，口中恶苦。

第十二穴完骨，在耳后入发际四分，足太阳少阳之会。

铜人针三分，灸七壮，素注灸三壮，明堂针二分，灸以年为壮。

主治足痿失履不收，牙车急，颊面肿，颈项痛，头风耳后痛，烦心，小便赤黄，喉痹齿龋，口眼㖞斜，癫疾。

第十三穴本神，在曲差穴旁一寸五分，一曰直耳上入发际四分，足少阳阳维之会。

铜人针三分，灸七壮。

主治惊痫，吐涎沫，颈项强急痛，目眩，胸胁相引不得转侧，偏风。

第十四穴阳白，在眉上一寸，直瞳子，手足阳明少阳五脉之会。

铜人针二分，灸三壮。素注针三分。

主治瞳子痒痛，目上视，远视䀮䀮，昏夜无见，目眵，背膄寒慄，重衣不得温。

第十五穴临泣，在目上直入发际五分陷中，正睛取之，足太阳、少阳、阳维三脉之会。

铜人针三分，留七呼。

① 骨劳：原为“骨荣”，据《明代订正针灸大成》改。

主治鼻塞，目眩生翳，眵䁾冷泪，眼目诸疾，惊痫反视，卒中风不识人，目外眦痛，枕骨合颅痛。

第十六穴目窗，［**一名至荣**］**，在临泣后一寸。足少阳阳维之会。**

铜人针三分，灸五壮，三度刺，令人目大明。

主治鼻目赤痛，忽头旋目䀮䀮，远视不明，头面浮肿，头痛寒热，汗不出，恶寒。

第十七穴正营，在目窗后一寸。足少阳阳维之会。

铜人针三分，灸三壮。

主治目眩瞑，头项偏痛，牙齿痛，唇吻急强，齿龋痛。

第十八穴承灵，在正营後一寸五分。足少阳阳维之会。

类经针三分，灸五壮。

主治脑风头痛，恶风寒，喘息不利，鼻窒不通。

第十九穴脑空，［**一名颞颥**］**，在承灵後一寸五分，夹玉枕骨下陷中。气府论王氏注曰：夹枕骨后枕骨上。足少阳阳维之会。**

铜人针五分，得气即泻，灸三壮。素注针四分。类经刺四分，灸五壮。

主治羸瘦身热，颈项强，不得回顾，脑风头痛不可忍，目瞑，鼻衄，耳聋心悸，巅风引目眇鼻痛。昔魏武帝苦患头风，发即心乱，头目眩，元化针此穴立愈。

第二十穴风池，在耳后颞颥後脑空下发际陷中，按之引于耳中。足少阳阳维之会。

铜人针七分，留七呼，灸七壮。素注针四分。明堂针三分。

主治洒淅寒热，伤寒温病，汗不出，目眩，偏正头痛，痎虐，颈项如拔，痛不得回顾，目泪出，欠气多，鼻鼽衄，目中眦赤痛，气发耳塞，腰痛俱痛，伛偻无力，引筋不收，大风中风气塞，流涎不语。

第二十一穴肩井，［一名膊井］，在肩上陷解中，缺盆上大骨前一寸半。以三指按取之，当中指下陷中，手足少阳足阳明阳维之会。

大成针五分，灸五壮，先补后泻。类经针五分，灸三壮，孕妇禁针。

主治中风气塞，涎上不语，气逆，五劳七伤，臂痛不能举，两手不得向头，若针深闷倒，急补足三里，若妇人难产，坠胎后手足厥逆，针此穴立愈，灸更胜。

百症赋云：治乳痈极效。

经脉图考：灸癫疝，随年壮。

第二十二穴渊腋，［一名泉腋］，在腋下三寸宛宛中，举臂取之。

明堂针三分，铜人禁灸。

主治寒热，马刀疡，胸满无力，臂不举。

第二十三穴辄筋，［一名神光，一名胆募］，在腋下三寸，复前行一寸着胁，三肋端横直蔽骨旁七寸五分，平直两乳，侧卧屈上足取之。胆之募也。足太阳少阳之会。

铜人针六分，灸三壮，素注针七分。

主治胸中暴满，不得卧，太息善悲，小腹热，欲走，多睡，言语不正，四肢不收，呕吐宿汁，吞酸。

第二十四穴日月，［一名神光］，在期门下五分。气府论注曰：在第三肋端，横直心蔽骨旁，各同身寸之二寸五分，上直两乳。胆之募也。足太阴少阳阳维之会。

大成针七分，灸五壮。

主治太息善悲，小腹热，欲走，多睡，言语不正，四肢不收。

第二十五穴京门，[一名气俞，一名气府]**，在监骨腰中季胁本夹脊。一云在脐上五分旁九寸半季胁本夹脊，侧卧，屈上足伸下足，举臂取之，肾之募也。**

铜人针七分，留七呼，灸三壮。类经针三分。

主治肩背腰髀引痛，小腹急肿痛，肠鸣洞泄，寒热膜胀，引背不得息，不得俯仰久立，水道不利，溺黄。

第二十六穴带脉，在季肋下一寸八分陷中，脐旁开八寸半。如带绕身，管束诸经。足少阳带脉之会。

铜人针六分，灸五壮，明堂灸七壮。

主治腰腹纵，溶溶如囊水之状，妇人小腹痛急瘈疭，月经不调，赤白带下，两胁气引背痛。

第二十七穴五枢，在带脉下三寸，水道旁一寸半陷中。足少阳带脉之会。

铜人针一寸，灸五壮，明堂灸三壮。

主治痃癖，小肠膀胱寒疝，阴卵上入小腹，赤白带下，瘈疭。

第二十八穴维道，[一名外枢]**，在章门下五寸三分，中极旁八寸五分。足少阳带脉之会。**

铜人针八分，留六呼，灸三壮。

主治呕逆不止，三焦不调，水肿，不嗜食。

第二十九穴居髎，在章门下①**八寸三分监骨上陷中，足少阳阳跷之会。**

铜人针八分，留六呼，灸三壮。

主治肩引胸臂，挛急不得举，腰引小腹痛。

---

① 下：原缺，据《明代订正针灸大成》补。

第三十穴环跳，在髀枢中，侧卧伸下足，屈上足取之，足少阳太阳之会。

铜人灸五十壮，素注针一寸，留二呼，灸三壮。

主治冷风①湿痹不仁，遍角风疹，半身不遂，腰胯痛，蹇膝不得转侧伸缩，胸胁相引。

马丹阳天星十二穴云：能针偏废躯，折腰莫能顾，冷风并湿痹，身体似绳拘，腿胯连腨痛，屈转重欷吁，若人能针灸，顷刻病消除。

第三十一穴风市，在膝上外廉两筋间，以手着腿中指尽处是。

大成针五分，灸三壮。类经、图考诸书无此穴。

主治中风腿膝无力，脚气，浑身搔痒麻痹，历风。

第三十二穴中渎，在髀骨外膝上五寸分肉间陷中。足少阳络别走厥阴。

铜人针五分，留七呼，灸五壮。

主治寒气客于分肉间，攻痛上下，筋痹不仁。

第三十三穴阳关，在阳陵泉上三寸，犊鼻外陷中。

铜人针五分，禁灸。

主治风痹不仁，膝痛不可屈伸。

第三十四穴阳陵泉，在膝下一寸外廉陷中尖骨峰前筋骨间，蹲坐取之。为筋之会，足少阳所入为合，即此穴也。难经云：筋会阳陵泉。疏曰：筋病治此。

铜人针六分，留十呼，得气即泻，宜久留针，日灸七壮，至七七壮。素注灸三壮。明堂灸一壮。

主治膝伸不得屈，髀枢膝骨冷髀，脚气，膝股内外廉

---

① 冷风：原为"冷都"，据《明代订正针灸大成》改。

不仁，偏风半身不遂，脚冷无血色，嗌中介然，头面肿，足筋挛。

神农经：治足膝冷痹不仁，屈伸不得，半身不遂，胁肋疼痛，可灸十四壮至二十一壮。

玉龙赋云：兼阴陵，驱膝肿之难消。

天星秘决云：兼环跳，治冷风湿痹。又云：兼肩井三里，治脚气酸痛。

第三十五穴阳交，［一名别阳，一名足髎］，在足外踝骨峰上七寸，斜属三阳分肉间。阳维之郄。

铜人针六分，留七呼，灸三壮。

主治胸满肿，膝痛，足不收，寒厥惊狂，喉痹面肿，寒痹，膝胻不收。

第三十六穴外丘，在足外踝骨峰上七寸，少阳所生，甲乙经云：足少阳郄。

铜人针三分，灸三壮。

主治胸胀满，肤痛，痿痹，颈项痛，恶风寒，猘犬伤毒不出，发寒热，速以三姓人分灸所啮处，及足①少阳络，癫疼，小儿龟胸。

第三十七穴光明，在外踝骨峰上五寸。足少阳络，别走厥阴。

铜人针六分，留七呼，灸五壮。明堂灸七壮。

主治淫泺胫酸疼，不能久立，热病汗不出，卒狂，虚则痿躄，坐不能起，补之，实则足胻热，膝痛，身体不仁，善啮颊，泻之。

第三十八穴阳辅，［一名分肉］，在足外踝上界，除骨

---

① 足：原为“豆”，据《明代订正针灸大成》改。

四寸，辅骨前绝骨端三分。刺腰痛论注曰：如后二分，去丘墟七寸筋肉分间。气穴论注曰：阳维脉气所发，足少阳所行为经，即此穴也。

铜人针五分，留七呼，灸三壮。素注针三分，又曰针七分，留十呼。

主治腰溶溶如坐水中，膝下浮肿，筋挛，百节酸疼，面尘头角颔痛，目锐眦痛，缺盆中肿痛，面尘头角颔痛，胸胁肋髀膝至绝骨外踝前痛，腋下肿瘘，喉痹，马刀侠瘿，风痹不仁，汗出振寒疟。

第三十九穴悬钟，［一名绝骨］，在足外踝上界三寸，当骨尖前动脉中，寻摸尖骨者是。针灸经曰：寻摸尖骨者，乃是绝骨两分开，为足三阳之大络，按之阳明脉绝，乃取之，为髓之会，难经曰：髓会绝骨。疏曰：髓病治此。袁氏曰：足能挺步，以髓会绝骨也。

铜人针六分，留七呼，灸五壮。

主治心腹胀满，胃中热不嗜食，脚气膝胻痛，筋骨挛痛，足不收，逆气，虚劳寒损，忧恚咳痛，泄注，喉痹，颈项强，肠痔瘀血，阴急鼻衄脑疽，大小便涩，鼻中干，烦满，中风手足不随。

第四十①穴丘墟，在足外踝下界如前陷中，去临泣三寸，又侠溪穴中量上外踝骨前五寸，足少阳所过为原，即此穴也。

素注针五分，留七呼，铜人灸三壮。

主治胸胁满痛不得息，久疟振寒，腋下肿，痿厥坐不能起，髀枢中痛，目生翳膜，腿胻痠，转筋，卒疝，小腹

---

① 四十：原为“四十六”，据上下文改。

坚，寒热，颈肿，腰胯痛，太息。

第四十一穴临泣，在足小趾次趾本节后间陷中，去侠溪一寸五分。足少阳所注为俞，即此穴也。

甲乙经针二分，留五呼，灸三壮。

主治胸满气喘，缺盆中及腋下马刀疡瘘，齿颊天牖中肿淫泺，胻酸目眩，枕骨合颅痛，洒淅振寒，心痛，痹痛无常，厥逆痎疟，气喘不能行，妇人月事不利，季胁支满乳痈。

木有余者宜泻此，或兼阳辅，使火虚而木自平。

千金云：颈漏腋下马刀，灸百壮。

第四十二穴地五会，在足小趾次趾本节后陷中，去侠溪一寸。

铜人针一分，禁灸。甲乙经曰：灸之令人瘦，不出三年死。

主治腋痛，内损吐血，足外无膏泽，乳痈。

第四十三穴侠溪，在足小趾次趾本节前歧骨间陷中，足少阳所溜为荥，即此穴也。

素注针三分，留三呼，灸三壮。

主治胸胁支满，寒热伤寒，热病汗不出，目外眦赤，目眩，颊颔肿，耳聋，胸中痛，不可转侧，痛无常处。

百症赋云：兼阳谷，治颔肿口噤。

第四十四穴窍阴，在足小趾①次端［一云外侧］去爪甲如韭叶，足少阳所出为井，即此穴也。

素注针一分，留一呼，甲乙经留三呼，灸三壮。

主治胁痛咳逆，不得息，手足烦热，汗不出，转筋，

① 趾：原缺，据上下文补。

痈疽头痛，心烦喉痹，舌强口干，肘不可举，卒聋魇①梦，目痛，小眦痛。

按足少阳经穴，起于瞳②子髎，终于窍阴，共四十四穴，左右共计八十八穴。

第六节　手少阳穴部位疗治

第一穴关冲，在手无名指外侧端，去爪甲角如韭叶。手少阳所出为井，即此穴也。

铜人针一分，留三呼，灸一壮。素注灸三壮。

主治喉咽痹闭，舌卷口干，头痛霍乱，胸中气噎，不嗜食，臂肘痛不可举，目昏昏。

一云主三焦邪热，口渴唇焦口气，宜泻此出血。

捷径云：治热病心烦满闷，汗不出，掌中大热如火，舌本痛，口干消燥，久热不去。

第二穴液门，在手小指次指歧骨间陷中，握拳取之，手少阳所溜为荥，即此穴也。

铜人针二分，留二呼，灸三壮。素注同。

主治惊悸妄言，寒厥臂痛，不得上下，痎虐寒热头痛，目眩赤涩泣出，耳暴聋，咽外肿，牙龈痛，若手臂红肿痛楚，泻之出血为妙。

第三穴中渚，在手无名指本节后间陷中，在液门上一寸。把拳取之。手少阳所注为俞，即此穴也。

铜人针三分，灸三壮。素注针二分，留三呼。明堂灸二壮。

---

① 魇：原为“厭”加“黑”，据《明代订正针灸大成》改。

② 瞳：原为“同”，据上下文改。

主治热病汗不出，臂指痛不得屈伸，头痛目眩，生翳不明，耳聋咽肿，久疟，手臂红肿。

太乙歌云：治久患腰疼背痛。

第四穴阳池，［一名别阳］，在手表腕上陷者中，自本节后骨直对腕中。手少阳所过为原，即此穴也。

素注针二分，留六呼，灸三壮。铜人禁灸。

主治消渴口干，烦闷寒热，或因折伤，手腕捉物不得，臂不能举。

第五穴外关，在腕后[1]二寸两筋间陷中，与内关相对，手少阳络别走心主。

铜人针三分，留七呼，灸二壮。明堂灸三壮。

主治耳聋浑𤏡无闻，肘臂痛，五指痛不能握，胁肋痛。

第六穴支沟，［一名飞虎］，在腕三寸两筋间陷中，与间使相对，手少阳所行为经，即此穴也。

铜人针二分，灸二七壮，明堂灸五壮，素注针三分，留七呼，灸三壮。

主治热病汗不出，肩臂酸重而痛，胁腋痛，四肢不举，霍乱呕吐，口噤暴喑，心闷不已，鬼击卒心痛，伤寒结胸，㖞疮疥癣，妇人妊脉不通，产后血晕，不省人事。

第七穴会宗，在腕后三寸空中一寸。手少阳郄。金鉴云：支沟会宗二穴，相并平直。

慕按：支沟与会宗相平，支沟居外廉之中，会宗居外廉之前，度法偏向大指边后。

铜人灸七壮，明堂灸五壮，禁针。

主治五痫耳聋，肌肤痛。

---

① 后：原缺，据《明代订正针灸大成》补。

第八穴三阳络，[一名连间]，**在臂上大交脉支沟上一寸。**

铜人灸七壮，明堂灸五壮，禁针。

主治暴喑不能言，耳聋齿龋，嗜卧，身不欲动。

第九穴四渎，在肘前五寸外廉陷中。

铜人针六分，留七呼，灸三壮，类经一云针三分。

主治暴气耳聋，下齿龋痛。

第十穴天井，在肘外大骨尖后肘上一寸两筋间陷中，屈肘得之。甄权云：在曲肘后一寸叉手按膝头取之。手少阳所入为合，即此穴也。

素注针一寸，留七呼，明堂针三分，灸五壮，铜人灸三壮，甲乙经针一分。

主治咳嗽上气，胸痛，短气，不得语，唾脓，不嗜食，寒热凄凄不得卧，惊悸瘈疭，癫疾五痫，风痹耳聋，嗌肿喉痹，汗出，目锐眦痛，颊肿痛，耳后臑臂肘痛，不得捉物，嗜卧，扑伤腰髋痛，振寒，颈项痛，大风默默不知所痛，悲伤不乐，脚气上攻。

第十一穴清冷渊①**，在肘上二寸。伸肘举臂取之。**

铜人针二分，灸三壮，类经载针三分，灸三壮。

主治诸痹痛，肩臂臑肘不能举。

第十二穴消泺，在肩下臂外间，腋斜肘分下行。

铜人针一分，灸三壮，明堂针六分，素注针五分。

主治风痹头项强急肿痛，寒热头痛，肩背急。

第十三穴臑会，在臂前廉，去肩端三寸宛宛中。手少阳阳明阳维之会。

---

① 清冷渊：原为"清冷清"，据《明代订正针灸大成》改。

铜人针七分，留十呼，得气即泻，灸七壮，素注针五分，灸五壮。

主治肩肘臂气肿，酸痛无力，不能举，寒热，肩肿引胛中痛，项瘿气瘤瘰疬。

第十四穴肩髎，在肩端臑下陷中，斜举臂取之。

铜人针七分，灸三壮，明堂灸五壮。

主治臂重，肩痛不能举。

第十五穴天髎，在肩缺盆中上毖骨际陷者中，须缺盆陷处上有空起肉上是穴，一曰直肩井后一寸。手足少阳阳维之会。

铜人针八分，灸三壮。

主治肩臂酸痛，缺盆痛，汗不出，胸中烦满，颈项急，寒热。

第十六穴天牖，在颈大筋外，缺盆上，天容后，天柱前，完骨下，发际中上夹耳后一寸。

铜人针一分，留七呼，不宜补。明堂针五分，得气即泻，泻尽更留三呼，泻三吸，不宜补。素注下经灸三壮。资生灸一壮三壮。

主治暴聋，目不明，耳不聪，夜梦颠倒，面青黄无颜色，头风面肿，项强不得回顾，目中痛。

误灸天牖，即令人面肿眼合，先取譩譆，针之，后取天容天池即瘥，若不针譩譆，其病难愈。

第十七穴翳风，在耳后尖角陷中，按之引耳中痛，手足少阳之会。

铜人针七分，灸七壮，素注针三分，明堂灸三壮，针灸俱令病人咬铜钱二十文，令口开，其穴更的。

主治耳鸣耳聋，口眼㖞斜，脱颔颊肿，口噤不开，牙车急痛，不能言，小儿喜欠。

第十八穴瘈脉，［**一名资脉**］，**在耳本后鸡足青络脉中，手足少阳之合**。

铜人针一分，灸三壮，刺出血如豆许，不宜多出。

主治头风耳鸣，小儿惊痫瘈疭，呕吐泻痢无时，惊恐目涩眵懵。

第十九穴颅息，在耳后间青络脉中。

铜人灸七壮，禁针。明堂灸三壮，针一分，不得多出血，多出血杀人。

主治耳鸣痛，喘息，小儿呕吐涎沫，瘈疭惊恐发痫，胸胁相引，身热头痛，不得卧，耳肿流脓汁。

第二十穴角孙，在耳廓中间上，发际下，开口有空。手太阳手足少阳三脉之会。

铜人灸三壮，类经针三分。

主治目生翳，齿龈肿，唇吻强，齿牙不能嚼物，头项强。

第二十一穴耳门，在耳前起肉，当耳缺处陷中。

铜人针三分，留三呼，灸三壮。下经禁灸，病宜灸者，不过三壮。

主治耳鸣如蝉声，聤①耳脓汁出，耳生疮，重听无所闻，齿龋，唇吻强。

第二十二穴和髎，在耳前兑发下横动脉中。**手足少阳手太阳三脉之会**。

铜人针七分，灸三壮，类经载：一曰灸之目盲。

主治头重痛，牙车引急，颈颔肿，耳中嘈嘈，鼻涕，

---

① 聤：原为“亭”，据《明代订正针灸大成》改。

面风寒，鼻准上肿，痈痛，招摇视瞻，瘈疭口僻。

第二十三穴丝竹空，［一名目髎］，在眉后陷中，甲乙经曰：足少阳脉气所发。

素注针三分，留六呼。铜人禁灸。灸之不幸令人目小及盲，针三分，留七呼，宜泻不宜补。

主治目眩目赤，视物𥆧𥆧不明，风痫，戴眼不识人，眼毛倒睫，发狂，吐涎沫，偏正头风头痛。

按手少阳经穴，起于关冲，终于丝竹空，共二十三穴，左右共计四十六穴。

第七节　足阳明穴部位疗治

第一穴承泣，［一名面髎，一名鼷穴］，在目下七分，上直瞳子陷中。足阳明阳跷任脉之会。

铜人灸三壮，禁针，针之令人目乌。明堂针四分半，不宜灸，灸后令人目下大如拳，息肉日加如桃，至三十日定不见物。甲乙经灸七壮。

资生云：当不针不灸。

慕按：此穴，余与人治疗，未尝用针，而常用灸，灸后亦无目下大如拳，且治目冷泪出，屡收奇效。

主治目冷泪出，上观，瞳子痒，远视目𥆧𥆧，昏夜无见，目𥆧动，项口相引，口眼㖞斜，不能言，眼赤痛，耳鸣耳聋。

第二穴四白，在目下一寸，直瞳子，令病人正视取之。

铜人针三分，灸七壮，甲乙经同。素注针四分，针太深，令人目乌色。

主治目眩目痛，目赤生翳，目痒，多泪不明，口眼㖞僻不能言。

第三穴巨髎，在夹鼻孔旁八分，与瞳子正视线同一直度，阳跷足阳明之会。

铜人针三分，得气即泻，灸七壮。明堂灸七壮。

主治瘈疭，唇颊肿痛，目赤生翳，目障青盲无见，远视䀮①䀮，面风鼻䪼肿，痈痛，脚气膝胫肿痛。

第四穴地②仓，［一名会维］，在夹口吻旁四分，外如近下，微有动脉。若久患风，其脉亦有不动者。手足阳明任脉阳跷之会。

铜人针三分。明堂针三分半，留五呼，得气即泻，灸二七壮，重者七七壮。

主治偏风口眼㖞斜，牙关不开，齿痛颊肿，目不得闭，失音不语，饮食不收水浆漏落，眼𥆧③动不止，瞳子痒，远视䀮䀮④，昏夜无见，病左治右，病右治左，宜频针灸，以取尽风气，口眼㖞斜者以正为度。

第五穴大迎，［一名髓孔］，在曲颔［颔腮下也］，前一寸三分，骨陷中动脉。本经自大迎循颊车上耳前下关头维，其支者从大迎前下人迎。

素注针三分，留七呼，灸三壮。

主治风痉口喑，口噤不开，唇吻𥆧动，颊肿牙疼，舌强不能言，目痛不得闭，口㖞齿龋，数欠，风壅面肿，颈痛瘰疬，寒热。

第六穴颊车，［一名机关，一名曲牙］，在耳下曲颊端

---

① 䀮：原缺，据《明代订正针灸大成》补。
② 地：原为“巨”，据《明代订正针灸大成》改。
③ 𥆧：原缺，据《明代订正针灸大成》补。
④ 䀮䀮：原缺，据《明代订正针灸大成》补。

近前陷中，侧卧开口有空取之。

铜人针四分，得气即泻，日灸七壮，止七七壮。明堂灸三壮。素注针三分。

主治中风牙关不开，噤口不语，失音，牙车疼痛，颔颊肿，牙不可嚼物，颈强不得回顾，口眼歪斜。

第七穴下关，在客主人下耳前动脉下廉，合口有空，开口则闭。侧卧闭口取之。足阳明少阳之会。

铜人针三分，得气即泻，禁灸。素注针三分，留七呼，灸三壮。

主治偏头风，口眼㖞斜，耳鸣耳聋，痛痒出脓，失欠，牙龈肿痛。

第八穴头维，在额角入发际，夹本神旁一寸五分，神庭旁四寸五分。足少阳阳明之会，

铜人针三分，素注针五分，禁灸。

主治头风肿痛如破，目痛如脱，目风泪出，视物不明。

第九穴人迎，[一名天五会]，在颈下夹结喉旁一寸五分，大动脉应手。仰而取之。足阳明少阳之会。

铜人禁灸，明堂针四分。

主治吐逆霍乱，胸满，喘呼不得息，项气闷肿，咽喉痈肿瘰疬，食不下。

第十穴水突，[一名水门]，在颈大筋前直人迎下，夹气舍下，内贴气喉。

铜人针三分，灸三壮。

主治咳逆上气，咽喉痈肿，呼吸短气，喘息不得卧。

第十一穴气舍，在颈大筋前，直人迎下，夹天突边，陷中，贴骨尖上有缺。

铜人针三分，灸三壮。

主治咳逆上气，头项强，不得回顾，喉痹哽噎，咽肿不消，瘿瘤。

第十二穴缺盆，［一名天盖］**，在肩上横骨陷中。为五脏六腑之道。**

铜人针三分，灸三壮。素注针三分，留七呼，针太深令人逆息，孕妇禁针。

主治喘急息贲，咳嗽，胸满水肿，瘰疬寒热，缺盆中肿外溃，伤寒胸热不已，喉痹汗出。

第十三穴气户，在巨骨下俞府两旁各二寸去中行四寸陷中，仰而取之。

铜人针三分，灸五壮。

主治咳逆上气，胸背痛，咳不得息，不知味，胸胁支满喘息。

第十四穴库房，在气户下一寸六分，去中行四寸陷中，仰而取之。

铜人针三分，灸五壮。

主治胸胁满，咳逆上气，呼吸不利，唾脓血浊沫。

第十五穴屋翳，在库房下一寸六分，去中行四寸陷中①，仰而取之。

铜人针三分，灸五壮，素注针四分。

主治咳逆上气，唾脓血浊痰，忧怒郁闷，脾气消沮，肝气横逆，遂成结核，大如棋子，不痛不痒，十数年后为疮陷，名曰乳岩。

第十六穴膺窗，在屋翳下一寸六分，巨骨下四寸八分，去中行四寸陷中，仰而取之。

---

① 中：原为“中中”，据上下文意删。

铜人针四分，灸五壮。

主治胸满气短，唇肿，肠鸣注泄，乳痈寒热，卧不安。

第十七穴乳中，当正乳中。

铜人针三分，禁灸。气府论注曰：灸之生蚀疮，疮中有清汁脓血者可治，疮中有瘜肉若蚀疮者死。素问云：刺乳上中乳房，为肿根蚀。丹溪曰：乳房，阳明胃所司，乳头，厥阴肝所属。乳子之母，不知调养，忿怒所逆，郁闷所遏，厚味所酿，以致厥阴之气不行，窍不得通，汁不得出，阳明之血沸腾，热甚化浓。亦有所乳之子，膈有滞痰，口气掀热，含乳而睡，热气所吹，遂生结核。初起时，便与忍痛，揉令稍软，吮令汁透，自可消散，失此不治，必成痈疖。若加以艾火两三壮，其效尤捷。

第十八穴乳根，在乳中下一寸六分，去中行四寸陷中。仰而取之。

铜人针三分，灸五壮，素注针四分，灸五壮。

主治胸下满闷，胸痛高气不下，噎痛，臂肿痛，乳痛乳痈，霍乱转筋四厥。

神农经云：治心下满痛，上气喘息，可灸七壮。

捷径云：治忧噎。

华佗明堂云：主膈气不下，食噎病。

第十九穴不容，在第四肋端幽门旁一寸五分，去中行二寸，对巨阙。甲乙经曰：去任脉二寸，至两肘端相去四寸。按甲乙经曰：腹自不容以下，至气冲二十四穴，夹幽门两旁各一寸五分，诸书皆同，及考幽门，则止去中行五分，是不容以下诸穴，当去中行二寸，诸云三寸者非，今悉改为二寸。

铜人灸五壮，明堂针五分，灸三壮。素注针八分。

主治腹满痃癖吐血，肩胁痛，口干心痛，肩背相引痛，喘咳，不嗜食，腹虚鸣，呕吐，痰癖疝瘕。

第二十穴承满，在不容下一寸，去中行二寸，对上脘。

铜人针三分，灸五壮，明堂灸三壮，甲乙经针八分。

主治肠鸣腹胀，上气喘逆，食饮不下，肩息唾血，血多浊脓，痰饮身体肿，皮肤痛不可近衣，淫泺瘈疭不仁。

千金云：夹巨阙相去五寸，名承满。

第二十一穴梁门，在承满下一寸，去中行二寸，对中脘。

铜人针三分，灸五壮。甲乙经针八分，孕妇禁灸。

主治胸胁积气，食饮不思，大肠滑泄，完谷不化，气块疼痛。

第二十二穴关门，在梁门下一寸，去中行二寸，对建里。

铜人针八分，灸五壮。

主治积气胀满，肠鸣切痛，泄利不欲食，腹中气走，挟脐急痛，身肿，痎疟，振寒遗溺。

第二十三穴太乙，在关门下一寸，去中行二寸，对下脘。

铜人针八分，灸五壮。

主治癫①疾狂心烦吐舌。

第二十四穴滑肉门，在太乙下一寸，天枢上一寸，去中行二寸，对水分。

铜人针八分，灸五壮。

① 癫：原为“颠”，据《明代订正针灸大成》改。

主治癫①狂呕逆，吐舌，重舌舌强。

第二十五穴天枢，［一名长溪，一名谷门］，夹脐旁二寸，去肓俞一寸五分陷中，大肠募也。

铜人针五分，留十呼，素注针五分，留一呼，拔萃灸百壮。

主治奔豚泄泻，赤白痢，水利不止，食不下，水肿胀，腹肠鸣，上气冲胸，不能久立，久积气冷，绕脐切痛，时上冲心，烦满，呕吐霍乱，疟不嗜食，身黄瘦，女人癥瘕，血结成块，淋浊带下，漏下赤白，月事不调。

第二十六穴外陵，在天枢下一寸，去中行二寸，对阴交。

铜人针三分，灸五壮，甲乙经针八分。

主治腹痛，心下如悬，下引脐痛。

第二十七穴大巨，［一名腋门］，在天枢下二寸，去中行二寸，对石门。

铜人针五分，灸五壮，素注针八分。

主治小腹胀满，烦渴，小便难，㿗疝偏枯，四肢不收，惊悸不睡。

第二十八穴水道，在大巨下三寸，去中行二寸。

铜人针五分，灸五壮，素注针二分。

主治腰背强急，膀胱有寒，三焦结热，妇人小腹胀满，痛引阴中，月经至则腰腹胀痛，胞中瘕，子门寒，大小便不通。

第二十九穴归来，［一名溪穴］，在水道下二寸，去中行二寸。

---

① 癫：原为“颠”，据《明代订正针灸大成》改。

铜人针五分，灸五壮，素注针八分。

主治奔豚疝气，卵上入腹，引茎中痛，妇人血藏积冷。

第二十三穴气冲，［一名气街］，在归来下一寸，鼠鼷[①]上一寸，动脉应手宛宛中，去中行二寸。骨空论王氏注气街[②]，在毛际两旁，鼠鼷上一寸，动脉处也。刺禁论王氏注曰：气街之中，胆胃脉也，胆之脉，循胁里出气街，绕毛际，胃之脉，夹脐入气街中，动脉所起。

明堂针三分，留七呼，气至即泻，灸三壮。甲乙经曰：灸之不幸，使人不得息。

主治腹满，不得正卧，癞[③]疝，大肠中热，身热腹痛，奔豚，石水，阴萎茎痛，腹有逆气上攻，妇人无子，月水不利，妊娠子上冲心，产难，胞衣不下。

李东垣曰：吐血多，不愈，以三棱针刺此穴，出血立愈。

第三十一穴髀关，在膝上伏兔后交文中。

铜人针六分，灸三壮。

主治腰痛，足麻木，膝寒不仁，痿痹，股内筋络急，不得屈伸，小腹引喉痛。

第三十二穴伏兔，在膝上六寸，起肉间，正跪坐而取之，一云在膝盖上七寸，左右各三指按捺，上有肉起如兔状，因以此名。

铜人针五分，禁灸。

---

① 鼠鼷：原为“鼠豀”，据《新编西方子明堂灸经》改，下同。

② 气街：街原缺，据上文补。

③ 癞疝：原为“疒”加“頓”，据《明代订正针灸大成》改。

主治膝冷不得温，风痹，狂邪挛缩，身瘾疹，腹胀少气，头重脚气，妇人八部诸疾。

第三十三穴阴市，［一名阴鼎］，在膝上三寸伏兔下陷中，拜而取之，一云在膝内辅骨后，大筋下，小筋上，屈膝得之。

铜人针[①]三分，禁灸。

主治腰脚如冷水，痿痹不仁，不得屈伸，寒疝，腹痛胀满少气。

千金云：水肿腹大，灸随年壮，观此，则又不尽禁灸也。

灵光赋云：专治两足拘挛。

第三十四穴梁丘，在膝上二寸两筋间，足阳明郄。

铜人针三分，灸三壮，明堂针五分。

主治脚膝腰痛，冷痹不仁，不可屈伸，足寒大惊，乳肿痛。

神农经云：治膝痛屈伸不得，可灸三壮七壮。

第三十五穴犊鼻，在膝膑下，胻骨上，骨解大筋陷中，形如牛鼻，故名。

铜人针三分，灸三壮，素注针六分。

主治膝痛不仁，跪起难，脚气，膝膑肿溃者不可治，不溃者可治，若犊鼻坚硬，勿便攻，先熨洗，微刺之愈。

刺禁论曰：刺膝膑出液为跛，刺此者不可轻也。

第三十六穴三里，［即下陵，出本输篇］，在膝眼下三寸，胻骨外廉大筋内宛宛中，坐而竖膝低跗取之，极重按之，则跗上动脉止矣。足阳明所入为合，即此穴也。

① 针：原为“铜”，据《明代订正针灸大成》改。

铜人针五分，灸三壮。素注针一寸，灸三壮。明堂针八分，留十呼，泻七吸，灸七壮，至百壮。千金灸五百壮，少亦一二百壮。

主治胃中寒，心腹胀满，肠鸣，藏器虚惫，真气不足，腹痛食不下，大便不通，心闷不已，卒心痛，腹有逆气上攻，腰痛不得俯仰，小肠气，水气，蛊毒，鬼击痃癖，四肢满，膝胻痠痛，目不明，产妇血晕，

秦承祖云：诸病皆治。

华佗云：主治五劳羸瘦，七伤虚乏，胸中瘀血，乳痈。

千金翼云：主治腹中寒胀满，肠中雷鸣，气上冲，胸喘，不能久立，腹痛，胸腹主瘀血，小肠胀，皮肿，阴气不足，小腹坚，伤寒，热不已，热病汗不出，喜呕口苦，壮热身反折，口噤颔颌肿痛，不可回顾，口噼，乳肿，喉痹不能言，胃气不足，久泄利，食不化，胁下支满，膝痿，寒热，中消谷，苦饥腹热，身烦狂言，乳痈，喜噫，恶闻食臭，狂歌妄笑，恐怒大骂，霍乱遗尿，矢气，阳厥悽悽，恶寒头眩，小便不利，喜哕，脚气。

百症赋云：兼阴交，治中邪霍乱。

玉龙赋云：兼绝谷三阴交，能治连延脚气。

第三十七穴上巨虚，［一名上廉］**，在三里下三寸，两筋骨陷中，举足取之。海论曰：冲脉者，其输下出于巨虚之上下廉。巨虚上廉足阳明与大肠合。**［**上廉属大肠，下廉属小肠，出本输篇及邪气脏腑病形篇**］。

铜人针三分，灸五壮。明堂针八分，得气即泻，日灸七壮，甄权随年为壮。

主治藏气不足，偏风脚气，腰腿手足不仁，脚胫酸痛，屈伸难，不能久立，风水膝肿，骨髓冷痛，大肠冷，食不

化，飧泄劳瘵，夹脐腹两胁痛，肠中切痛雷鸣，气上冲胸，喘息不能行，伤寒胃中热。

李东垣曰：脾胃虚弱，湿痿汗泄妨食，三里气街出血，不愈，于上廉出血。

类经曰：此穴主泻胃中之热，与气冲三里下巨虚治同。

第三十八穴条口，在三里下五寸，下廉上一寸，举足取之。

铜人针五分，灸三壮，明堂针八分。

主治足麻木，风气，足下热，不能久立，足寒膝痛，胫寒湿痹，胻肿转筋，足缓不收。

第三十九穴下巨虚，［一名下廉］，在上廉下三寸，两筋骨陷中，蹲地举足取之，巨虚下廉足阳明与小肠合，又为冲脉下输。

铜人针八分，灸三壮，素注针三分，明堂针六分，得气即泻。

主治小肠气，面无颜色，偏风腿痿，足不履地，热风，冷痹不遂，风湿痹，喉痹，脚气，毛焦肉脱，汗不得出，胃中热，不思食，泄脓血，胸胁小腹控睾而痛，暴惊狂，女子乳痛，足跗不收，跟痛。

第四十穴丰隆，在外踝上八寸，下廉胻骨外廉陷中，足阳明络别走太阴。

铜人针三分，灸三壮，明堂灸七壮。

主治厥逆，大小便难，怠惰，腿膝酸，屈伸①难，胸痛如刺，腹若刀切痛，风痰头痛面肿，风逆四肢肿，喉痹不能言，登高而歌，弃衣而走，见鬼好笑，足清寒湿。

---

① 伸：原为“俾”，据《明代订正针灸大成》改。

第四十一穴解溪，在冲阳后一寸五分，足腕上系带处陷中。即在足大趾次趾直上跗上陷者宛宛中，足阳明所行为经，即此穴也。

铜人针五分，灸三壮，留三呼。

主治风气面浮肿，颜黑，头痛，目眩生翳，厥风上冲，喘咳，腹胀，大便下重，瘈惊，膝股胻肿，转筋，霍乱，癫①疾烦心，善饥不食，食即支满，若疗痎疟寒热，须兼刺厉兑三里解溪商丘出血。

第四十二穴冲阳，［一名会原即仲景所谓跗阳也］，在足跗上五寸，高骨间动脉，去陷谷二寸。足阳明所过为原，即此穴也。

铜人针五分，灸三壮，素注针三分，留十呼。

主治偏风面肿，口眼㖞斜，齿龋寒热，振寒汗不出，腹坚大，不嗜食，发狂，登高而歌，弃衣而走，跗肿，足缓履不收。

第四十三穴陷谷，在足大趾次趾外间，本节后陷中，去内庭二寸。足阳明所注为俞，即此穴也。

铜人针三分，素注针五分，留七呼，灸三壮。

主治面目浮肿，及水病，善噫，肠鸣腹痛，汗不出，振寒疟疾，疝气，少腹痛。

李东垣曰：气在于足，取之，先去血脉，后深取足阳明之荥俞，内庭陷谷。

第四十四穴内庭，在足大趾次趾外间陷中。足阳明所溜为荥，即此穴也。

铜人针三分，留十呼，灸三壮，甲乙经针二分，留二

① 癫：原为“颠”，据《明代订正针灸大成》改。

十呼。

主治四肢厥逆，腹胀满，数欠，不得息，恶闻人声，振寒，咽痛口㖞，齿龋鼻衄，瘾疹，赤白痢，疟不嗜食，脑痛①皮肤痛，伤寒手足逆冷，汗不出。

第四十五穴厉兑，在足大趾次趾端，去爪甲角如韭叶。足阳明所出为井，即此穴也。

铜人针一分，灸三壮。

主治尸厥，口噤气绝，如中恶状，心腹胀痛，水肿，热病汗不出，寒热疟不嗜食，面肿，喉痹，齿龋，恶寒，鼻不利，惊狂，登高而歌，弃衣而走，好卧，黄疸鼽衄，口皴唇裂，膝膑肿痛，消谷善饥溺黄。

按足阳明经穴，起于承泣，终于厉兑，共四十五穴，左右合计九十穴。

第八节　手阳明穴部位疗治

第一穴商阳，［一名绝阳］，在手食指内侧，去爪甲角如韭叶。手阳明所出为井，即此穴也。

铜人针一分，留一呼，灸三壮。

主治胸中气满，喘咳，支肿，热病汗不出，耳鸣耳聋，寒热痎疟，口干，颐颔肿，目青盲，齿痛恶寒，肩背肢臂肿痛，相引缺盆中痛，左取右，右取左，如食顷立已。

第二穴二间，［一名间谷］，在食指本节前内侧陷中。手阳明所溜为荥，即此穴也。

铜人针三分，留六呼，灸三壮。

主治喉痹颔肿，肩背痛，振寒，鼽衄多惊，齿痛目黄，

---

① 痛：原无，据《千金要方》补。

口干，口眼歪斜，饮食不通，伤寒水结。

玉龙赋云：治牙痛妙。

第三穴三间，［**一名少谷**］**，在食指本节后内侧陷中，手阳明所注为俞，即此穴也**。

铜人针三分，留三呼，灸三壮。

主治喉痹咽中如梗，鼽衄，下齿龋痛，嗜卧，胸腹满，肠鸣洞泄，寒热疟，唇焦口干，气喘，目眦痛，吐舌，善惊，多唾，伤寒气热，身寒结水。

第四穴合谷，［**一名虎口**］**，在手大指次指歧骨间陷中，手阳明所过为原，即此穴也**。

铜人针三分，留六呼，灸三壮。

主治伤寒大渴，脉浮在表，发热恶寒，头痛脊强，无汗，寒热疟，鼻衄不止，热病汗不出，偏正头痛，面肿目翳，头痛，下齿龋，耳聋，喉痹，唇吻不收，喑不能言，口噤不开，偏风，风疹痂疥，偏正头痛，腰脊引痛，痿躄，小儿乳蛾。

按此穴妇人妊娠，可泻不可补，补即堕胎，详见足太阴脾经三阴交下。

神农经云：治鼻衄目痛不明，牙疼喉痹疥疮，可灸三壮至七壮。

千金云：产后脉绝不还，针合谷三分，急补之。

第五穴阳溪，［**一名中魁**］**，在手腕中上侧两筋间陷中。手阳明所行为经，即此穴也**。

铜人针三分，留七呼，灸三壮。

主治狂言喜笑见鬼，热病烦心，目赤烂翳，厥逆头痛，胸满，不得息，寒热疟疾，呕沫，喉痹，耳鸣耳聋，惊掣，肘臂不举，齿痛，掌中热，汗不出，痂疥。

第六穴偏历，在手腕后三寸。手阳明络别走太阴。

铜人针三分，留七呼，灸三壮。明堂灸五壮。

主治肩膊肘腕酸痛，眯目䀮䀮，齿痛鼻衄，寒热疟，癫[①]疾多言，咽乾，喉痹，耳鸣，汗不出，利小便。

第七穴温溜，［一名逆注一名蛇头］，在手腕后，小士五寸，大士六寸［大士小士谓大人小儿也］。明堂云：腕后五寸六寸间，手阳明郄。慕按：即在偏历上二寸。

铜人针三分，灸三壮。

主治伤寒哕逆，噫膈气闭，寒热头痛，肠鸣腹痛，喜笑狂言，见鬼吐沫，口舌肿痛，风逆四肢肿，喉痹。

第八穴下廉，在曲池下四寸，辅骨下去上廉一寸，辅兑肉其分外斜。

铜人针五分，留五呼，灸三壮。

主治飧泄，小腹满，小便黄，便血，狂言，劳瘵，面无颜色，气喘涎出，不能行，偏风热风，冷痹不遂，风湿痹，小肠气不足，痃癖腹痛，若刀刺不可忌，食不化，乳痈。

第九穴上廉，在三里下一寸，在曲池下三寸，其分独抵阳明之会外斜。

铜人针五分，灸五壮。

主治小便难，赤黄，脑风头痛，胸痛喘息，偏风半身不遂，骨髓冷，手足不仁，肠鸣，大肠气滞。

第十穴三里，［一名手三里］，在曲池下二寸兑肉之端，按之肉起。

铜人针二分，灸三壮。

---

① 癫：原为“颠”，据《明代订正针灸大成》改。

主治中风口癖，手足不随，肘挛不伸，手痹不仁，霍乱失音，齿痛颊肿，瘰疬。

百症赋云：兼少海，治手臂顽麻。

第十一穴曲池，［十三鬼穴此名鬼臣］，在肘外辅骨，屈肘曲骨之中，以手拱胸取之，手阳明所入为合，即此穴也。

铜人针七分，得气先泻后补，灸三壮。素注针五分，留七呼。明堂灸七壮，至二百壮，且停十余日更灸，二百壮止。

主治伤寒振寒，余热不尽，胸中烦满，目眩耳痛，瘰疬，喉痹不能言，瘈疭癫①疾，绕踝风，手臂红肿，肘中痛，偏风半身不遂，恶风邪风，泣出，喜忘，风瘾疹，臂膊疼痛，筋缓不收，屈伸难，皮肤干燥，体痛，痒如虫行，痂疥，妇人经脉不通。

第十二穴肘髎，在肘大骨外廉陷中，与天井相并，相去一寸四分。

铜人针三分，灸三壮。

主治肘节风痹，臂痛不举，麻木不仁，屈伸挛急，嗜卧。

第十三穴五里，在肘上三寸，行向里大脉中央。**一云在天府下五寸**。

铜人灸十壮，素问禁针。

主治风劳惊恐，吐血咳嗽，嗜卧，肘臂痛难动，胀满气逆，寒热瘰疬，目视䀮䀮，痎疟。

百症赋云：兼臂臑，能治瘰疬。

---

① 癫：原为“颠”，据《明代订正针灸大成》改。

第十四穴臂臑，在肘上七寸䐃肉端，肩髃下一寸两筋两骨罅宛宛陷中。平手取之。手阳明络也①，络手少阳之臑会。一曰手足太阳阳维之会。

铜人针三分，灸三壮，明堂宜灸不宜针，日灸七壮至二百壮，若针不得过五分。

主治寒热臂痛，不得举，瘰疬，颈项拘急。

第十五穴肩髃，［一名中肩井，一名偏肩］，在②髆骨头肩端上，两骨罅陷中，举臂取之有空。手太阳手阳明阳跷之会。

明堂针八分，留三呼，泻五吸，灸不及针。以平手取其穴。灸七壮，增至二七壮③。素注针一寸，灸五壮，又云针六分，留六呼。铜人灸七壮，至二七壮。若灸偏风，灸七七壮，不宜多。

主治中风偏风，风痪，风痿，风病，半身不遂，手足不遂④，风热，肩中热，头不可回顾，肩臂疼痛，挛急，伤寒作热不已，劳气泄精憔悴，四肢热，诸瘿气瘰疬。

千金云：灸瘿气，左右相当。男左十八壮，右十七壮，女右十八壮，左十七壮，再三以差之。

第十六穴巨骨，在肩尖上行两叉骨间陷中。手阳明阳跷之会。

铜人针一寸半，灸五壮，明堂灸三壮至七壮，素注禁针。

---

① 原文未断，据《类经图翼》断。

② 在：原为“左”，据《类经图翼》改。

③ 壮：原为“灸”，据《明代订正针灸大成》改。

④ 遂：原为“随”，据《针灸大成校释》改。另《明代订正针灸大成》为随。

主治惊痫吐血，臂膊痛，胸中有瘀血，肩臂不得屈伸。

第十七穴天鼎，在颈中缺盆上，直扶突后一寸。

铜人针三分，灸三壮，素注针四分，明堂灸七壮。

主治暴喑气硬，喉痹嗌肿，不得息，饮食不下，喉中鸣。

第十八穴扶突，［一名水穴］，在颈当曲颊下一寸，气舍上一寸五分①，人迎旁开一寸五分，仰而取之。

铜人针三分，灸三壮，素注针四分。

主治咳嗽多唾，上气喘急，喉水如水鸡，暴喑气硬，项瘿。

第十九穴禾髎，在直鼻孔下，夹水沟旁五分。

铜人针三分，禁灸。

主治尸厥，口不可开，鼻疮瘜肉，鼻塞鼽衄。

第二十穴迎香［一名冲阳］，在禾髎上一寸，鼻孔旁五分。手足阳明之会。

铜人针三分，留三呼，禁灸。

主治鼻塞不闻香臭，瘜肉多涕，鼽衄，偏风口㖞，喘息不利，面痒浮肿，风动如虫行，唇肿痛。

按手阳明经穴，起于商阳，终于迎香，共二十穴，左右合计四十穴。

第九节　足太阴穴部位疗治

第一穴隐白，在足大指内侧端，去爪甲角如韭叶。足太阴所出为井，即此穴也。

铜人针一分，灸三壮，素注针一分，留三呼，灸三壮。

① 底本断句在“五”后，据上下文改。

主治腹胀喘满，不得安卧，呕吐，食不下，胸中痛，烦热暴泄，衄血，尸厥不识人，足寒不得温，妇人月事过时不止，小儿客忤惊风。

第二穴大都，在足大指本节后内侧，骨缝白肉际陷中。足太阴所溜为荥，即此穴也。

铜人针三分，留七呼，灸三壮。

主治热病，汗不出，不得卧，身重骨痛，伤寒手足逆冷，腹满痛，呕吐闷乱，腰痛不可俯仰，胃心痛，蚘①痛，绕踝风。

千金云：霍乱泄泻不止，灸七壮。

第三穴大白，在足大指后内侧核骨下赤白肉际陷中。足太阴所注为俞，即此穴也。

铜人针三分，留七呼，灸三壮。

主治身热烦满，腹胀食不化，呕吐泄泻脓血，腰痛，大便难，气逆，霍乱，腹中切痛，肠鸣，膝股胻酸，转筋身重，骨痛，胃心痛，胸满。

第四穴公孙，在足大指内侧本节后一寸，内踝前陷中，正坐合足掌相对取之，太阴络别走阳明。

铜人针四分，留七呼，灸三壮。甲乙经留二十呼。

主治寒疟，不嗜食，痫气，好太息，多寒热，汗出，病至则喜呕，呕已乃衰，头面肿，心烦狂言，多饮，胆虚气逆，霍乱，水肿腹胀如鼓，实则肠中切痛，泻之，虚则鼓胀，补之。

第五穴商丘，在足内踝骨下微前陷中，前有中封，后有照海，此穴居中。内踝下有横纹如偃口形，足太阴所行

① 蚘：原缺，据《明代订正针灸大成》补。

为经，即此穴也。

铜人针三分，留七呼，灸三壮。

主治胃脘痛，腹胀肠鸣，不便，脾虚，令人不乐，身寒，善太息，心悲气逆，喘呕舌强，脾积痞气，黄疸，寒疟，体重，支节痛，怠惰嗜卧，阴股内痛，狐疝，走引小腹痛，不可俯仰，痔疾骨疽，食不消，溏泄。

第六穴三阴交，在内踝上，除踝三寸，骨下陷中。**足太阴少阴厥阴之会**。

铜人针三分，留七呼，灸三壮，妊娠不可灸。

主治脾胃虚弱，心腹胀满，不思饮食，身重，四肢不举，食不化，溏泄肠鸣，便脓血，痃癖，脐下痛不可忍，中风卒厥，不省人事，膝内廉痛，足痿不能行，小便不利，阴茎痛，梦遗失精，小肠疝气偏坠，食后吐水，浑身浮肿，手足逆冷，呵欠，颊车蹉开，张口不合，小儿客忤，妇人羸瘦癥瘕，月水不止，漏血不止，妊娠胎动横生，产后恶露不行，去血过多，血崩晕，不省人事，如经脉闭塞不通者，泻之立通，经脉虚耗不行者补之，经脉益盛则通。

考宋太子出苑，逢妊妇①诊曰：女。徐文伯曰：一男一女。太子性急，欲观之。文伯泻三阴交，补合谷，胎应针而下，果如文伯之诊，后世遂以三阴交合谷而妊妇禁针，然文伯泻三阴交，补合谷而坠胎，今独不可补三阴交，泻合谷而安胎乎，盖三阴交，肾肝脾三脉之交会，主阴血，血当补，不当泻，合谷为大肠之原，大肠为肺之府，主气当补，文伯泻三阴交以补合谷，是血衰气旺也，今补三阴交，泻合谷，是血旺气衰矣。刘元宾曰：血衰气旺定无孕，

---

① 妇：原为“娠”，据《明代订正针灸大成》改。

血旺气衰应有体，观于此言，可以知其故矣。

乾坤生意云：兼大敦，治小肠疝气。

玉龙赋云：兼三里绝骨，治连延脚气。

第七穴漏谷，［一名太阴络］，在内踝上六寸骨下陷中。

铜人针三分，禁灸，类经针三分，留七呼，灸三壮。

主治膝痹脚冷不仁，肠鸣腹胀，痃癖，冷气，小腹痛，饮食不为肌肤，小便不利，失精，足不能行。

第八穴地机，［一名脾舍］，在膝下五寸，膝内侧辅骨下陷中，伸足取之。足太阴郄，别上一寸有空。

铜人针三分，灸三壮。

主治腰痛不可俯仰，溏泄腹胁胀，水肿腹坚，不嗜食，小便不利，足痹痛，女子癥瘕。

第九穴阴陵泉，在膝下内侧辅骨下陷中，伸足取之，或屈膝取之。在膝横纹头下与少阳经阳陵泉穴内外相对。一曰稍高一寸。足太阴所入为合，即此穴也。

铜人针五分，类经针五分，留七呼，灸三壮。

主治腹中寒痛，胀满喘逆，不得卧，不嗜食，腹坚，腰痛不可俯仰，霍乱疝瘕，遗尿遗精，气淋，泄泻，小便不利，寒热不节，阴痛，足膝红肿，飧泄暴泄。

神农经云：治小便不通疝瘕，可灸七壮。

千金云：小便失禁，针五分，灸随年壮。

第十穴血海，［一名百虫窠］，在膝膑上一寸内廉白肉际陷中。一云在膝内辅骨上横入五分。

铜人针五分，灸五壮。

主治女子崩中漏下，月事不调，带下气逆腹胀，先补后泻。

又主治肾藏风，两腿疮痒，湿不可当。

灵光赋云：兼气海疗五淋。

第十一穴箕门，在鱼腹上越两筋间，阴股内廉，动脉应手。一云股上起筋间。

类经针三分，留六呼，灸三壮，铜人灸三壮。

主治淋病，小便不通，遗溺，鼠鼷肿痛。

第十二穴冲门，［一名慈宫］，在府舍下一寸，横骨两端约文中动脉，去腹中行三寸半。足太阴厥阴之会。

铜人针七分，灸五壮。

主治腹寒气满，积聚，淫泺阴疝，妊娠冲心，妇人难乳。

第十三穴府舍，在腹结下三寸，去腹中行三寸半。足厥阴太阴阴维之会。甲乙经曰：此脉上下，入腹络胸，结心肺，从胁上至肩。此太阴郄。三阴阳明支别。

铜人针七分，灸五壮。

主治疝瘕，腹内满痛，上下抢心，痹痛积聚，厥气霍乱。

第十四穴腹结，［一名腹屈］，在大横下一寸三分，去腹中行三寸半。

铜人针七分，灸五壮。

主治咳逆，上抢心绕脐腹痛，中寒泻利。

第[①]十五穴大横，在腹哀下三寸五分，平脐，去腹中行三寸半。足太阴阴维之会。

铜人针七分，灸五壮。

主治大风逆气，四肢不举，多寒善悲，多汗洞痢。

第十六穴腹哀，在日月下一寸五分，去腹中行三寸半。

---

① 第：原为“当”，据上下文改。

足太阴阴维之会。

铜人针三分，灸五壮，甲乙经针七分。

主治寒中食不化，大便脓血，腹痛。

第十七穴食窦，在天溪下一寸六分陷中，举臂取之，去胸中行五寸。

铜人针四分，灸五壮。

主治胸胁支满，咳唾逆气，饮不下膈，有水声。

第十八穴天溪，在胸乡下一寸六分陷中，仰而取之，去胸中行五寸。

铜人针四[1]分，灸五壮。

主治胸满喘逆上气，喉中作声，妇人乳肿。

第十九穴胸乡，在周荣下一寸六分陷中，仰而取之，去胸中行五寸。

铜人针四分，灸五壮。

主治胸胁支满，引背痛，不得卧，转侧难。

第二十穴周荣，在中府下一寸六分陷中，仰而取之，去胸中行五寸。

铜人针四分，灸五壮。

主治胸满，不得俯仰，喜饮，咳唾，气逆，食不下。

第二十一穴大包，在渊液下三寸。**脾之大络，布胸胁中，出九肋间及季胁端，总统阴阳诸络，由脾灌溉五藏**。

铜人针三分，灸三壮。

主治胸中喘痛，腹有大气不得息，实则其身尽疼，泻之，虚则百节皆纵，补之。

按足太阴经穴，起于隐白，终于大包，共二十一穴，

---

① 四：原为“交”，据《明代订正针灸大成》改。

左右合计四十二穴。

第十节　手太阴穴部位疗治

第一穴中府，［一名膺中俞］，在云门下一寸，去任脉中行六寸，乳上三肋间陷中，动脉应手，仰而[①]**取之。肺之募也，［募犹结募也，为经气之所聚，余仿此］。手足太阴之会。**

铜人针三分，留五呼，灸五壮。

主治肺系急，肺寒热，善咽，食不下，胸满，喘逆上气，咳唾浊涕，肺风面肿汗出，喉痹，肩背痛，胆热，咳呕脓血，少气不得卧，飞尸遁注，瘿瘤。

第二穴云门，在巨骨下，夹气户旁二寸陷中，动脉应手，举臂取之，去胸中行六寸。

铜人针三分，灸五壮，素注针七分。甲乙经云：刺太深令[②]人逆息。

主治伤寒四肢热不已，咳喘不得息，短气，气上冲心，胸中烦满，臂不得举，肩痛，喉痹，瘿气。

第三穴天府，在臂臑内廉，腋下三寸动脉陷中，以鼻取之。

铜人针四分，留七呼，禁灸。

主治暴痹，口鼻衄血，卒中风邪，悲泣，善忘，飞尸恶症，鬼语喘息，不得安卧，痎疟寒热，目眩。

第四穴侠白，在天府下，去肘上五寸动脉中，手太阴之别。

---

① 而：原为“耳”，据《类经图翼》改。

② 令：原为“事”，据《类经图翼》改。

大成针三分，灸五壮，类经针四分，留三呼，灸五壮。

主治心痛气短，干呕烦满。

第五穴尺泽，［**千金：一名鬼堂**］。**在肘中约文上，屈肘横文筋骨罅中动脉。手太阴所入为合，即此穴也。**

大成针三分，留三呼，灸三壮五壮。

甄权云：臂屈伸横文间，筋骨罅中不宜灸。

主治呕吐，喉痹上气，心烦舌干，咳嗽短气，唾脓血，心痛，肺积息贲，痎疟，汗出中风，肩臂痛不得举，风痹，臑肘挛，肺胀，喘满，悲哭善嚏，小便数，溺色变，遗失无度，胁痛腹胀，小儿慢惊风。

第六穴孔最，在腕上七寸陷中，侧取之，手太阴之郄。

大成针三分，灸五壮，类经针三分，留三呼，灸五壮。

主治热病汗不出，咳逆，肘臂痛，屈伸难，手不及头，指不握，吐血失音，咽喉肿痛，头痛。

第七穴列缺，在腕后侧上一寸五分。滑氏曰：以两手交叉，当食指末，筋骨罅中是穴。此手太阴之络，从腕后别走阳明，直出食指内廉出其端。凡人有反关脉者，寸关尺三部正脉不见，而见于列缺阳溪，此经脉虚而络脉满。千金翼谓阳脉逆，反大于寸口三倍者是也。

大成针二分，留五呼，泻五吸，灸七壮。类经针二分，留三呼，灸三壮。

主治偏风，口眼㖞斜，手肘无力，半身不遂，掌中热，口噤不开，痎疟寒热，咳嗽喉痹呕沫，惊痫善笑，妄言妄见，纵唇健忘，面目四肢肿，肩痹，胸背寒热，少①气不足以息。

① 少：原为“小”，据《类经图翼》改。

第八穴经渠，在寸口动脉陷中。手太阴所行为经，即此穴也。

大成针二分，留三呼，禁灸。类经针三分，留三呼，禁灸，灸则伤人神明。

主治痎疟寒热，胸背拘急，膨胀，掌中热，喉痹，咳逆上气，数欠，伤寒热病汗不出，暴痹喘促，心痛呕吐。

第九穴太渊，在手掌后内侧横纹头动脉陷中。手太阴所注为俞，即此穴也。脉会太渊，每日寅时，脉从此始。故难经一难曰：寸口者脉之大会，手太阴之动脉也。

大成针二分，留三呼，灸三壮。

主治胸痹气逆，咳嗽呕哕，饮气肺胀，喘息不休，噫气吐血，心痛烦燥，咽干，狂言，不得卧，臂内廉痛，肩背痛引髀，目痛生翳，缺盆痛，眼赤痛，掌中热，溺色变，遗失无度。

第十穴鱼际，在手大指本节后内侧陷中，又云散脉中白肉际。手太阴所溜为荥，即此穴也。

大成针二分，留二呼，禁灸。类经针二分，留三呼，灸三壮。

主治酒病，身热恶风寒，虚热，舌上黄，头痛，伤寒汗不出，咳哕，胸背痛痹，不得息，目眩心烦，少气，腹痛，食不下，喉咽干燥，寒慄鼓颔，咳引尻痛肘挛肢满，悲恐，乳痈。

李东垣曰：胃气下流，五脏气乱，皆在于肺者取之，手太阴肺，足少阴俞。

第十一穴少商，在手大指内侧端，去爪甲角如韭叶，白肉际宛宛中。手太阴所出为井，即此穴也。

类经针一分，留三呼五吸，宜用三棱针刺微出血，泄诸脏热。不宜灸。

主治颔肿喉痹，烦心呕哕，心下满，汗出而寒，咳逆，痎疟，腹胀满，唾沫唇干，饮食不下，喉中鸣，手挛指痛掌热，寒热鼓颔，小儿乳蛾。

按手太阴经穴，起于中府，终于少商，共十一穴，左右合计二十二穴。

第十一节　足少阴穴部位疗治

第一穴涌泉，［一名地冲］，在足心陷中，屈足卷指宛宛中，足少阴所出为井，即此穴也。

铜人针五分，无令出血，灸三壮。明堂灸不及针。素注针三分，留三呼。

主治尸厥面黑，喘咳有血，目视䀮䀮无所见，善恐，惕惕如人将捕，舌干咽肿，上气嗌干，烦心心痛，咳嗽气短，喉痹身热，舌结失音，颈痛目眩，嗜卧，善恶欠，饥不嗜食，胸胁满闷，小腹急痛，肠澼，泄泻霍乱，转胞不得溺，腰痛，大便难，转筋足胫寒痛，肾积奔豚，热厥，五指尽痛，足不践地，男子如蛊，女子如娠，。

千金云：鼻衄不止，灸二百壮。

史记汉北齐王阿母，患足下热，喘满。淳于意曰：热厥也，刺足心立愈。

第二穴然谷，［一名龙渊，一名然骨］，在足内踝前，起大骨下陷者中。别于足太阴之郄。足少阴所溜为荥，即此穴也。

铜人针三分，留三呼，灸三壮，一曰刺不宜见血。

主治足跗肿胻酸，两足寒热，不能履地，寒疝，小腹胀，上抢胸胁，咳喘唾血，喉痹，舌纵消渴，心恐少气，涎出，痿厥洞泄，男子遗精，妇人阴挺出，月不事调，不孕，初生小儿脐风撮口。

第三穴太溪，［一名吕细］，在足内踝后五分，跟骨上动脉陷中，男子妇人病，有此脉则生，无此脉则死，足少阴所注为俞，即此穴也。

素注针三分，留七呼，灸三壮。

主治热病汗不出，伤寒手足逆冷，嗜卧，咳嗽咽肿，衄血唾血，溺黄赤，消瘅，大便难，久疟咳逆，烦心不眠，脉沉手足寒，呕吐不嗜食，善噫，寒疝，腹疼痃癖。

第四穴大钟，在足跟后踵[①]中，大骨上两筋间。水热穴论注曰：在足内踝后踵中，足少阴络别走太阳。

铜人针二分，留七呼，灸三壮。

主治气逆烦闷，喘急腹满，实则小便淋闭，洒洒腰脊强痛，大便秘涩，嗜卧，口中热，虚则呕逆多寒，欲闭户而处，少气不足，胸胀喘息舌干，食噎不得下，善惊恐不乐，喉中鸣，咳血。

标幽赋云：治心性之呆痴。

百症赋云：兼通里，治倦言嗜卧。

第五穴水泉，在足内踝下太[②]溪下一寸，足少阴郄。

铜人针四分，灸五壮。

主治目𥉂𥉂[③]不能远视，女子月事不来，来即心下多闷痛，小腹痛，小便淋，阴挺出。

第六穴照海，在足内踝下一寸陷中，容爪甲。一云在

---

① 踵：原为“冲”，据《明代订正针灸大成》改。

② 太溪：原为“大”，据《明代订正针灸大成》改。

③ 𥉂𥉂：原为“目”加“荒”，据《明代订正针灸大成》改。

内踝下四分微前高骨陷中，前后有筋，上有踝骨，下有软骨，其穴居中。神农经曰：在内踝直下白肉际是穴。阴跷所生。

铜人针三分，灸七壮，明堂灸三壮，素注针四分，留六呼，灸三壮。

主治咽干呕吐，四肢懈惰嗜卧，善悲不乐，久疟，卒疝，大风，默默不知所痛①，偏枯半身不遂，腹痛，小便淋，妇女经逆，四肢淫泺，阴暴跳起，或痒，月水不调，阴挺出。

神农经云：治月事不行，可灸七壮。

玉龙赋云：兼支沟，能通大便之秘，又合内关能医腹疾之块。

拦江赋云：治噤口喉风，用三棱针出血即安。

第七穴复溜，［一名伏白，一名昌阳］，在足内踝后，上除踝二寸陷者中，前旁骨是复溜，后旁骨是交信，二穴祇隔一筋。足少阴所行为经，即此穴也。

素注针三分，留七呼，灸五壮，明堂灸七壮。

主治肠澼痔疾，腰脊内引痛，不得俯仰起坐，目视𥆨𥆨，善怒多言，舌干胃热，虫动涎出，足痿胻寒，不得履，腹中雷鸣，腹胀如鼓，四肢肿，五淋盗汗，齿龋，脉微细。

神农经云：治盗汗不收，及面色萎黄，可灸七壮。

千金云：血淋灸五十壮。

第八穴交信，在足内踝上二寸，少阴前太阴后筋骨间，阴跷之郄。

铜人针四分，留十呼，灸三壮，素注留五呼。

---

① 不知所痛：原为“不所知痛”，据《明订针灸大成》改。

主治气淋[1]癞疝，阴急阴汗，股腨内廉引痛，泻痢赤白，大小便难，女子漏血不止，阴挺出，月事不来，小腹偏痛，四肢淫泺。

百症赋云：兼合阳，治女子少气漏血。

第九穴筑宾，在足内踝后上腨分中，阴维之郄。

铜人针三分，留五呼，灸五壮。素注针三分，灸五壮。

主治小儿胎疝，痛不得乳，癫疾狂易，妄言怒骂，吐舌，呕吐涎沫，足腨痛。

第十穴阴谷，在膝下内辅骨后，大筋下，小筋上，按之应手，屈膝乃得之，足少阴所入为合，即此穴也。

铜人针四分，留七呼，灸三壮。

主治舌纵涎下，腹胀烦满，溺难，小腹疝急引阴，阴股内廉痛，为痿为痹，膝痛不可屈伸，小便黄，妇人漏下不止，男子如蛊，女子如娠。

第十一穴横骨，［一名下极］，在大赫下一寸，肓俞下五寸，宛曲如仰月，去任脉之中行旁开五分，阴上横骨中。按少腹下尖，自横骨上行，不可概用腹中分寸。当以太阴之冲门起，自横骨两端以至阳明之气冲，少阴之横骨，至中行之曲骨穴，通计折量，始得其准，凡上至腹中，当以此类推。冲脉足少阴之会。

自肓俞至横骨六穴，铜人去腹中行一寸五分，大成去腹中行一寸，图考与类经及各书[2]，俱去中行旁开五分，录之以备参考。

铜人灸三壮，甲乙经针一寸，类经针五分，灸三壮五

① 气淋：原为“五洲”，据《明订针灸大成》改。

② 书：原为“会”，据上下文意改。

壮。

主治五淋，小便不通，阴器下纵引痛，小腹满，目赤痛，从内眦始，五藏并竭，失精。

百症赋云：兼肓俞，泻五淋久积。

第十二穴大赫，［一名阴维，一名阴关］，在气穴下一寸，横骨上一寸，去中行五分。冲脉足少阴之会。

铜人针三分，灸五壮，素注针一寸，灸三壮，千金灸三十壮。

主治虚劳失精，阴痿上缩，茎中痛，目赤痛，妇女赤带。

第十三穴气穴，［一名胞门，一名子户］，在四满下一寸，大赫上一寸，去中行五分。冲脉足少阴之会。

铜人针三分，灸五壮，素注针一寸，灸五壮。

主治奔豚，痛引腰脊，脉气上下，泄痢不止，目赤痛，月事不调。

第十四穴四满，［一名髓府］，在中注下一寸，气穴上一寸，去中行五分。冲脉足少阴之会。

铜人针三分，灸三壮，甲乙经针一寸，千金灸百壮。

主治积聚疝瘕，肠澼切痛，石水，奔豚，脐下痛，目赤痛，月事不调。

第十五穴中注，在肓俞下一寸，四满上一寸，去中行五分。冲脉足少阴之会。

铜人针一寸，灸五壮。

主治小腹有热，大便坚燥，腰脊痛，目眦痛，女子月事不调。

第十六穴肓俞，在商曲下一寸，中注上一寸，直脐旁去脐中行五分。冲脉足少阴之会。

铜人针一寸，灸五壮，一云针五分。

主治腹痛寒疝，大便燥，腹满不便，目赤痛，从内眦始。

第十七穴商曲，在石关下一寸，肓俞上一寸，去中行五分。冲脉足少阴之会。

铜人针一寸，灸五壮，一云针五分。

主治腹中积聚切痛，不嗜食，目赤痛，从内眦始。

第十八穴石关，在阴都下一寸，商曲上一寸，去中行五分。冲脉足少阴之会。

铜人针一寸，灸五壮，一云针五分。

主治哕噫呕逆，脊强腹痛，气淋，小便不利，大便不通，心下坚满，目赤痛，从内眦始，妇人无子，藏有恶血上冲，腹痛不可忍。

神农经云：治积气疼痛，可灸七壮，孕妇禁灸。

第十九穴阴都，[**一名食宫**]**，在通谷下一寸，石关上一寸，中脘旁开五分。冲脉足少阴之会**。

铜人针三分，灸三壮，甲乙经针一寸，千金灸随年壮。

主治心烦满恍惚，气逆肠鸣肺胀，气抢呕沫，胁下热痛，目赤痛，从内眦始，寒热疟，妇人无子，藏有恶血，腹绞痛。

第二十穴通谷，在幽门下一寸，阴都上一寸陷中，上脘旁开五分。冲脉足少阴之会。

铜人针五分，灸五壮，明堂灸三壮。

主治失欠口㖞，食饮善呕，暴喑不能言，结积留饮，痃癖，胸满，食不化目赤痛，从内眦始。

第二十一穴幽门，[**一名上门**]**，在通谷上一寸，巨阙旁开五分陷中。冲脉足少阴之会**。

铜人针五分，灸五壮。

主治胸中引痛，心下烦闷，逆气里急，支满不嗜食，数咳，干呕，呕吐涎沫健忘，泄利脓血，目赤痛，从内眦始，小腹胀满，女子心痛，气上逆，善吐食不下。

第二十二穴步廊，在神封下一寸六分陷中，去中行二寸，夹中庭。仰而取之。

铜人针三分，灸五壮，素注针四分。

主治胸胁满痛，鼻塞少气，咳逆不得息，呕吐不食，臂不得举。

第二十三穴神封，在灵墟下一寸六分，步廊上一寸六分陷中，去中行二寸。仰而取之。

铜人针三分，灸五壮，素注针四分。

主治胸满不得息，咳逆乳痈，呕吐，洒淅恶寒，不嗜食。

第二十四穴灵虚，在神藏下一寸六分，神封上一寸六分陷中，去中行二寸。仰而取之。

类经针三分，灸五壮。

主治同神封。

第二十五穴神藏，在彧中下一寸六分，灵虚上一寸六分陷中，去中行二寸。仰而取之。

铜人针三分，灸五壮，素注针四分。

主治呕吐咳逆，喘不得息，胸满不嗜食。

第二十六穴彧中，在俞府下一寸六分，在神藏上一寸六分陷中，去中行二寸。仰而取之。

铜人针四分，灸五壮，明堂灸三壮。

主治咳逆喘息，呕吐不能言，胸胁支满，涎出多唾。

第二十七穴俞府，在气舍下，璇玑旁开二寸陷中。仰

而取之。

铜人针三分，灸五壮，素注针四分，灸三壮。

主治咳逆上气，呕吐喘嗽，腹中痛，腹胀不下食。

按足少阴经穴，起于涌泉，终于俞府，共二十七穴，左右共五十四穴。

第十二节　手少阴穴部位疗治

第一穴极泉，在臂内腋下筋间，动脉入胸中。

铜人针三分，灸七壮。

主治臂肘厥寒，四肢不收，心痛，干呕烦渴，目黄，胁满痛，悲愁不乐。

第二穴青灵，在肘上三寸，伸肘举臂取之。甲乙经无此穴。

铜人灸七壮，明堂灸三壮。

主治目黄头痛，振寒胁痛，肩臂不举。

第三穴少海，[一名曲节]，在肘内廉节后陷中。又云肘内大骨下，去肘端五分，肘内横纹头。屈肘向头取之。手少阴所入为合，即此穴也。

铜人针三分，灸三壮。甲乙经针二分，留三呼，泻五吸，不宜灸。素注灸五壮。

甄权云：针五分，不宜灸。

资生云：数说不同，要之非大急不灸。

主治寒热齿痛，目眩发狂，癫痫羊鸣，呕吐涎沫，项不得回顾，肘挛，腋胁下痛，四肢不举，头风疼痛，气逆噫哕，瘰疬心疼，手颤健忘。

第四穴灵道，在掌后一寸五分。一曰一寸。手少阴所行为经，即此穴也。

铜人针三分，灸三壮。

主治心痛干呕，悲恐瘈疭肘挛，暴喑不能言。

第五穴通里，在腕侧后一寸陷中。手少阴络，别走太阳经。

铜人针三分，灸三壮，明堂灸七壮。

主治热病，目眩头痛，无汗懊侬，暴喑，心悸，悲恐畏人，喉痹苦呕，数欠少气，遗溺，肘臂臑肿痛，妇人经血过多，崩漏。

神农经云：治目眩头疼，可灸七壮。

第六穴阴郄，[一曰手少阴郄]，在掌后脉中，去腕五分，当小指之后。

铜人针三分，灸七壮。

主治鼻衄吐血，失音不能言，洒淅恶寒，厥逆惊恐，心痛，霍乱，胸满。

第七穴神门，[一名兑冲，一名中都]，在掌后锐骨端陷中，当小指后。手少阴所注为俞，即此穴也。

铜人针三分，留七呼，灸七壮。

主治疟疾，心烦，则欲冷饮，恶寒，则欲就温，咽干不嗜食，心痛惊悸，少气，身热面赤，狂悲狂笑，呕血吐血，遗溺，失音，健忘，手臂挛掣，大人小儿痫证。

第八穴少府，在手小指本节后骨缝陷中，直劳宫。手少阴所溜为荥，即此穴也。

铜人针二分，灸七壮，明堂灸三壮。

主治，疟久不愈，振寒烦满少气，胸中痛，悲恐畏人，臂酸，肘腋挛急，阴挺出，阴痒阴痛，遗溺，偏坠，小便不利。

第九穴少冲，[一名经始]，在手小指内侧端，去爪甲

角如韭叶。手少阴所出为井，即此穴也。

铜人针一分，灸三壮。明堂灸一壮。

主治热病烦满，上气，心火炎上，眼赤，呕血吐沫，胸心痛，痰气悲惊，乍寒乍热，臑臂内后廉痛，手挛不伸。

张洁古治前阴臊臭，泻行间，后于此穴以治其标。

按手少阴经穴，起于极泉，终于少冲，共九穴，左右合计一十八穴。

第十三节　足厥阴穴部位疗治

第一穴大敦，在足大指端，去爪甲如韭叶，及三毛中，足厥阴所出为井，即此穴也。

铜人针二分，留十呼，灸三壮。

主治五淋疝证，小便数遗不禁，阴头痛，汗出阴上，卵偏大，痛引小腹，腹胀肿满，中热，尸厥如死，喜寐，妇人阴挺出，血崩漏下，凡疝气腹胀足肿者，皆宜灸之，以泄肝木，而脾胃之土自安。

第二穴行间，在足大指缝间，动脉应手陷中，即在足大指次指歧骨间，上下有筋，前后有小骨尖，有动脉应手，其穴正居陷中。足厥阴所溜为荥，即此穴也。

铜人针三分，留十呼，灸三壮。素注针三分。

主治呕逆洞泄，咳血，心胸痛，腹胁胀，色苍苍如死状，终日不得息，中风口㖞四逆，嗌干烦渴，瞑不欲视，目中泪出，太息癃疾短气，肝积肥气，痃疟，寒疝，小腹肿，善怒，转筋，妇人面尘脱色，经血过多不止，崩中，小儿急惊风。

千金云：小儿重舌，灸行间随年壮。又茎中痛，灸五十壮。又失尿不禁，灸七壮。

第三穴太冲，在足大指本节后二寸，一云一寸五分，内间陷者中，动脉应手。一云在足大指本节后行间上二寸，内间有络亘连至地五会二寸骨罅间，动脉应手陷中。[慕按足大指本节后二寸始有动脉，当以足大指本节后二寸为是]，足厥阴所注为俞，即此穴也。

铜人针三分，留十呼，灸三壮。

主治虚劳吐血，呕逆发寒，太息浮肿，腰引小腹痛，小腹满，足寒，肝气痛苍然如死状，终日不得息，睾丸牵缩，阴痛遗溺，溏泄，小便淋癃，大小便难，大便血，疝气，腋下马刀，疡瘘，内踝前痛，淫烁胻酸，女子漏下不止，小儿卒疝。

神农经云：治寒湿脚气，行步难，可灸三壮。

千金云：产后汗出不止，刺太冲，急补之。又治气短下气，灸五十壮，此穴并主肺痿。

慕按：经言太冲绝，死不治，又言女子二七而天癸至，太冲脉盛，月事以时下，故能有子，是太冲脉之绝续，紧乎人之死生，亦太冲脉之盛衰，为受孕之关键。

第四穴中封，[一名悬泉]，在内踝前一寸，筋里宛宛中。一云在内踝前一寸，斜行小脉上贴足腕上大筋陷中。仰足取之[慕按：前书为是]。足厥阴所行为经，即此穴也。

铜人针四分，留七呼，灸三壮。

主治痎疟，色苍苍然善太息，发振寒，如将死状，小腹肿痛，五淋不得小便，足厥冷不嗜食，身体不仁，寒疝，痿厥失精，筋挛，阴缩入腹相引痛。

第五穴蠡沟，[一名交仪]，在足内踝上五寸。足厥阴络别走少阳。

铜人针二分，留七呼，灸三壮。

主治疝痛，小腹胀满，脐下积气如石，怒噫，恐悸，少气，喉中闷，背拘急不可俯仰，足胫寒酸，屈伸难，小便癃闭不利，气逆，睾丸卒痛，女子赤白带下，月水不调。

第六穴中都，［**一名中郄**］**，在足内踝上七寸，当胻骨中，于少阴相直，足厥阴郄**。

铜人针三分，灸五壮，类经针三分，留六呼，灸五壮。

主治肠澼，㿗疝，小腹痛，湿痹，胫寒不能行立，妇人崩中，产后恶露不绝。

第七穴膝关，在犊鼻下二寸旁中。

铜人针四分，灸五壮。

主治风痹，膝[1]内肿痛引膑，不[2]可屈伸，咽喉痛，寒湿走注，白虎历节，风痛不能举动。

第八穴曲泉，在膝内辅骨下，大筋上，小筋下，陷中，屈膝横纹头取之，足厥阴所入为合，即此穴也。

铜人针六分，留十呼，灸三壮。

主治㿗疝，阴股痛，小便难，腹胁支满，癃闭，泄利脓血，膝痛筋挛，四肢不举，房劳失精，身体极痛，阴肿，阴茎痛，衄血，发狂喘呼，小腹痛引咽喉，女子阴挺出，阴痒，血瘕。

第九穴阴包，在膝上四寸，股内廉两筋间，蜷足取之，看膝内侧有槽中，足厥阴别走者。

铜人针六分，灸三壮，七壮。下经针七分。

主治腰尻引小腹痛，小便难，遗溺，妇人月事不调。

---

① 膝：原为“脉”，据《类经图翼》改。

② 不：原为“下”，据《类经图翼》改。

第十穴五里，在气冲下三寸，阴股中动脉应手。

铜人针六分，灸五壮。

主治肠风热闭，不得溺，嗜卧，四肢不能举。

第十一穴阴廉，在羊矢下斜里三分直上，去气冲二寸动脉中，［羊矢在阴旁股内约文缝中，皮肉间有核如羊矢］。

铜人针八分，留七呼，灸三壮。

主治妇人不妊，若经水不调，未经生产者，灸五壮即有子。

第十二穴急脉，气府论曰：厥阴[①]毛中急脉各一。王氏注曰：在阴毛中，阴上两旁相去同身寸之二寸半，按之隐指坚然，甚按则痛引上下。其左者中寒，则上引小腹，下引阴丸，善为痛，为小腹急中寒，此两脉皆厥阴之大络，通行其中。故曰厥阴急脉，即睾之系也；可灸而不可刺，病疝小腹者，既可灸之。按此穴，自甲乙经以下，诸书皆无，是遗误也。经脉篇曰：足厥阴循股阴入毛中，过阴器。又曰：其别者循胫上睾，结于茎，然此实厥阴之正脉，而会于阳明者也，今增入之。

第十三穴章门，［一曰长平，一曰胁髎］，在大横外直脐季胁端侧卧屈上足，伸下足，举臂取之，一云肘尖尽处是穴，一云在脐上一寸八分，两旁各八寸半季胁端，一云在脐上二寸两旁各六寸，寸法以胸前俩乳间横折八寸，约取之。脾之募也。为藏之会。足厥阴少阳之会。

慕按：脐上二寸，俩旁各六寸，为此穴真标准，当从此说。

铜人针六分，灸百壮，明堂灸七壮至五百壮，素注针

---

① 阴：原为“荫”，据《类经图翼》改。

八分，留六呼，灸三壮。

主治肠鸣，食不化，胁痛不得卧，烦热口干，不嗜食，腰肾冷痛，不得转侧，肩臂不举，四肢懈惰，呕吐咳喘，心痛支满，少气善恐，厥逆，溺多白浊，伤饱，身黄瘦，溺泄泻，贲豚积聚，腹肿如鼓。

魏士珪妻徐氏，病疝，自脐下上至于心，皆胀满，噫逆烦闷，不进饮食。滑伯仁曰：此寒在下焦，为灸章门气海。

难疏曰：藏会季胁，藏病治此。

第十四穴期门，在不容旁一寸五分，上直乳，第二肋端。又云在旁开一寸半，直下一寸半。肝之募也。足厥阴太阴阴维之会。

慕按：乳旁一寸半，直下又一寸半，为此穴真标准，当从此说。

铜人针四分，灸五壮。

主治胸中烦热，奔豚上下，目青而呕，霍乱泻利，胸胁痛，支满，腹坚硬，喘不得坐卧，伤寒心切痛，喜呕酸，饮食不下，食后吐水，血结，面赤火燥，口干消渴。

伤寒过经不解，热入血室，男子则由阳明而伤，下血谵语，妇人月水适来，邪即乘虚而入，及产后余疾。

伤寒，太阳与少阳并病，头项强痛，或眩冒，时如结胸，心下痞硬者，当刺大椎第一间肺俞肝俞，慎不可发汗，发汗则谵语，脉弦，五六日谵语不止，当刺期门。

按足厥阴经穴，起于大敦，终于期门，共一十四穴，左右合计二十八穴。

第十四节　手厥阴穴部位疗治

第一穴天池，［一名天会］，在乳后一寸，腋下三寸，

着胁，直腋撅肋间。气府论注曰：在乳后同身寸之二寸。［慕按当从前说］手厥阴足少阳之会。

铜人针三分，灸三壮，甲乙经针七分。

主治目䀮䀮不明，头痛，胸胁烦满咳逆，臂腋肿痛，四肢不举，上气，寒热疟，热病汗不出。

第二穴天泉，［一名天湿］，在曲腋下，去肩臂二寸，举臂取之。

铜人针六分，灸三壮。

主治目䀮䀮眼不明，恶风寒，胸胁痛，支满，咳逆，膺背胛臂间痛。

第三穴曲泽，在肘内①廉横纹陷中，筋内侧动脉，屈肘得之。手厥阴所入为合，即此穴也。

铜人针三分，留七呼，灸三壮。

主治心痛善惊，身热烦渴，伤寒呕吐气逆，心下澹澹，臂肘手腕，不时动摇，掣痛不可屈伸。

第四穴郄门，在掌后去腕五寸。手厥阴郄。

铜人针三分，灸五壮。

主治呕血衄血，心痛，呕吐，掣恐畏人，神气不足，久痔。

第五穴间使，在掌后三寸两筋间陷中。手厥阴所行为经，即此穴也。

铜人针三分，灸五壮，素注针六分，留七呼，明堂灸七壮，甲乙经灸三壮。

主治伤寒结胸，心悬如饥，呕沫少气，中风气寒，昏危不语，卒狂，胸中澹澹，恶风寒，霍乱干呕，腋肿肘痛，

---

① 内：原为在，据《类经图翼》改。

卒心痛，多掣，咽中如梗，妇人月水不调，小儿客忤①，久疟，鬼邪随年壮。

捷径云：治热病频哕。

灵光赋云：兼水沟，治邪癫。

百症赋云：兼天鼎，治失语休迟。

玉龙赋云：治疟疾。

神农经云：治脾寒热往来，浑身疮疥，灸七壮。

第六穴内关，在掌后去腕二寸两筋间。与外关相对。手厥阴络别走手少阳。

铜人针五分，灸五壮。

主治中风失志，心痛，目赤，支满肘挛，胸膈闭束不舒，久疟不已，实则泻之，虚则补之。

神农经云：治心疼腹胀，腹内诸疾，可灸七壮。

席弘赋云：兼公孙，治肚痛。

标幽赋云：胸满腹痛刺内关。

第七穴大陵，在掌后骨下横纹中俩筋间陷中，手厥阴所注为俞，即此穴也。

铜人针三分，素注针三分，留七呼，灸三壮。

主治热病汗不出，手心热，肘臂挛痛，喜笑不休，烦心，心悬若饥，身热头痛气短，胸胁痛，惊恐悲泣，喉痹，口干，目赤目黄，舌本痛，喘咳呕血，小便见血。

神农经云：治胸中疼痛，胸前疮疥，可灸三壮。

玉龙赋云：兼劳宫，治心闷疮痍。

第八穴劳宫，［一名五里，一名掌中］，在掌中央动脉，屈无名指取之。

---

① 忤：原为仵，据《类经图翼》改。

滑氏曰：屈中指无名指两者之间取之。［慕按：滑说为的］。手厥阴所溜为荥，即此穴也。

素注针三分，留六呼，铜人灸三壮，明堂针二分，得气即泻，只一度，针过两度，令人虚。

主治中风，悲笑不休，热病汗不出，胁痛不可转侧，呕吐噫逆，食不下，胸胁支满，手痹，口中腥臭，黄疸目黄，衄血便血，热痔。

一传癫①狂灸此效。

捷径云：最治忧噎。

百症赋云：兼后溪，可治三消黄疸。

第九穴中冲，在手中指端，去爪甲角如韭叶陷中。手厥阴所出为井，即此穴也。

铜人针一分，留三壮，明堂灸一壮。

主治热病汗不出，头痛如破，身热如火，心痛烦满而闷，舌强，中风不省人事，

百症赋云：兼廉泉，堪攻舌下肿痛，

按手厥阴经穴，起于天池，终于中冲，共九穴，左右合计一十八穴。

---

① 癫：癫原为“颠”，据《类经图翼》改。

广东中医药专门学校针灸学讲义

粤东南海湘岩梁慕周编辑

第七章　针灸要录①

第一节　制针方法

北方制针，喜用马衔铁，取其无毒。先以马口衔铁，再三煆②炼，百炼刚制为绕指柔，锤成细圆条而断之，或截为一寸，或截寸半，或截二寸，或截二寸半与三寸四寸。如无马衔铁，可用钢线，微炭烧至通红，待其自冷，如是者三，便不刚折。如或嫌软，再煆红淬以冷水，复转坚硬矣。次以蟾酥涂针上，仍入火中微煆，不可令红，取起照前再以蟾酥涂之，乘热插入腊肉皮里，约插数十回之后，旋用麝香五分，蟾礬金钗斛各一钱，穿山甲细辛郁金没药川芎正辰砂当归尾各三钱，沉香甘草节各五钱，磁石一两，三大碗水煎沸，后纳针于水内，煎至水干。俟冷，取出针以黄土插百余次，去其火毒，色明乃佳。至针身之宜大宜小，应取车石以车之，车至合式为度。针蒂用铜线屈成小圈，圈下缠以铜线，是为针柄。针嘴磨至犀利，则又不待

---

① 针灸要录：据目录补。

② 煆：火气盛。通用“煅炼”，遵原文，未做改动。

言矣。

第二节　进针方法

欲明进针，先说持针。持针之法，当以右手之大指食指中指坚持之，如针某穴，先用左手大指或食指压于穴上，搓松其血，使血散开，复用大指甲切于穴上，然后针入。如该穴宜针三分者，先向病者说明，宜咳嗽一二三声，初咳一声，针入一分，咳二声，又入一分，咳三声，再入一分；如该穴宜针一二分深者，则咳一二声便可；如该穴宜针六七分，或宜针寸余二寸深者，则又令咳十余声。将入针而令其咳者，实欲其只知向咳，即乘其咳针入而不觉焉。所谓两岸猿声啼不住，轻舟已过万重山，针刺情形，恍有如此景象。其用左手搓血使散开而针乃入者，盖必俟血散开，针入乃不痛也。

第三节　向针方法

针向有三，曰竖曰迎曰随。凡针法不因本经盛衰，而又不须涉及他经者，则利用竖针，使其针与所刺之经线成为丁字形，而后刺入是也。凡针法宜于泻者，则利用迎针，使斜入其针逆经气之来也，凡针法宜于补者，则利用随针，使斜入其针送经气之去也。

第四节 留针方法

针已入穴，寂然不动，是为经气不至，其病难瘳。业斯道者，又有留针之一法，应将针频频搓转，注意其经气与针有无交合，若觉针受吸摄而致搓转迟涩者，是为经气已与针交合，气虽交合，宜分别迟速之殊。有针入即气至者，有针入后许久乃气至者，经气既至，其针不可遽退，在泻针者，左指宜随经气之上游推之前进，使经气增湧，斯邪气易于走泄，在补针者，左指宜向所刺之前后左右处行搔弹法，使经气活动，斯正气易于复原。

第四节 退针方法

针才进而即发生吸力者，即待吸力稍宽而退针，针进许久而后发生吸力者，则待吸力一发即退针，泻针者退针宜速，补针者退针宜缓，泻针者针随摇而随出，针已全出，即用左指推移上游之经气，使向穴孔速于走泄，左右掐穴关门，则从缓也，补针者先退三分之一，复留数秒时间，又去三分[①]之一，再留数秒时间，又去三分之一，分三次针乃全出，针已全出，即用左指压搓其穴，使留聚新来经气，左手掐穴关门，则从速也。

第六节　晕针治法

针刺治病，大抵百人中有一二晕针，其形状面青白而汗多出焉。有因畏痛而晕者，有不因痛而晕者，所谓因痛而晕者，是因施治者或手术未精，或禁忌偶犯，病者必有惊怯之状，此等晕针，痛定而晕即愈。若其未针而先晕，或刺毕而后晕者，此必病人体魄太虚，致发生此种晕状。其未针而先晕者，可向足阳明三里穴而针补之，其刺毕而即晕者，宜取所刺之本经阖穴，与足三里穴而针补之，则其晕即止矣。或用生姜嚼烂，按其额头，片时其晕亦止。

---

① 分：原为“份”，据前文改，下径改，不出注。

第七节　折针治法

针经制炼而成，插入肉中而折断者，万中无一。惟遇颠狂疾病，失其常性，经针入而手舞足蹈，其颠狂力大，有非他人所能制止者，斯不免有折针意外之虞。果如其言，则针陷于肉，针既陷入，又当设法以出之。出之亦有数法，或在折针处之旁，另用别针刺入，深与折针相齐，其逼则折针渐出，即以小铁钳夹取之，折针若在皮部浅处者，可用磁石吸引之，折针若在肉中深处者，可用蛄蝼研末置膏药中，贴数时自然取出。

第八节　灸分补泻

针有补泻，人皆知之，灸分补泻，尤须识之。艾灸之法，无论行补行泻，究以贴肉灸为快见功。如用泻，艾粒取半截绿豆大，放于穴之肉上，火灸着，一见小痛，先令病者小吸其气，旋令病者由丹田呼出其气，用长气以呼出之，吸占二而呼占八，在医生亦乘时以口吹去其火，则灸泻之事毕矣。如用补，艾粒取如绿豆大，放于穴之肉上，火灸着，一见小痛，先令病者小呼出其气，旋令病者吸气，用长气以达到丹田，呼占二而吸占八，在医生亦乘时以手压熄其火，使火气由穴口尽行而透入之，则灸补之能事毕矣。

第九节　隔灸治法

艾灸之种式不一，大约经脉①专病者则宜于独艾灸，

① 脉：原为“胍”，据上下文意改。胍，腹也。

病兼营卫者则宜于隔姜灸，病兼食道者则宜于隔蒜灸，或隔巴豆霜灸，病兼淫杂者则宜于和药灸。隔姜灸者，切姜片先安穴上，而后放艾于姜上也，隔蒜灸者，切蒜片先安穴上，而后放艾于蒜上也，和药灸者，以药粉和入艾中，而以土圈银盏围定药艾也。

第十节　灸器宜备

灸器凡三，曰艾圈，曰艾盏，曰艾夹。艾盏以银质制之，径约四分，薄如竹叶，形如浅盏，中开七孔，下出三足，足长半分。凡隔姜灸者利用艾盏，以盏足插连姜片，并置穴上，艾放盏中，药乘艾上，艾灼之后，其盏甚热，去盏时，用铁夹挟取之，故须兼备艾夹。艾圈用黄土或白土之精者制之，径约四分，形如耳扣而略扁，放圈穴上，置艾圈中。凡补灸者利用土圈，取其火气下着也，但须多备四五圈，以便圈热时替换，否则圈热而火力亦随之而上散，仍失补灸之功。土圈灸者亦须备有铁夹。

第十一节　雷火针灸

凡闪挫诸骨间痛，及寒湿气刺痛者，宜照雷火针灸治之。方用沉香木香乳香茵陈羌活干姜穿山甲各三钱，麝香少①许，共研细末。以绵纸半尺，将艾绒二两铺匀纸上，次将药末铺匀艾上，卷紧成条，外加沙纸卷粘稳定，又用粗松之纸六七层，叠在痛处，乃燃药条烁于纸上，是即隔纸以灸患处也。但取火之法，取太阳真火，用圆珠火镜，烁其药条，按至熄，剪去其灰，再烁再按，九次可愈。

---

① 少：原为“小”，据上下文意改。

第十二节　盐灸法门

淋症有五，曰气淋，血淋，石淋，膏淋，劳淋，气淋者，尿涩而余沥不收。血淋者，尿中带有血出。石淋者，茎痛尿出艰难。膏淋者，尿色稠浊如膏。劳淋者尿涩，痛且牵及缺盆肩颈。五淋皆宜用盐灸法，先将食盐炒热，俟盐小温，填满病者脐中，即放艾绒（如龙眼核大）于盐上，连灸七炷，（即七壮）如尚未痊，可灸足三阴交穴，贴肉灸五壮，或七壮。

第十三节　针灸疮论

西北诸省，凡经灸后，常欲其发，灸口得有脓发，名为灸疮。其谚有曰：若要人身安，针灸常时不使干，正谓针灸后该穴当发脓也。若针灸后而疮不发者，有用外施之药以发之，有用内服之药以发之。外施法，灸后即用生麻油蘸棉以渍之，或用小皂角煎浓汤，蘸棉以敷之。然二者皆不利于衣服，不如用赤皮葱数茎，去青取白，放于捣湿之石灰中，煨使热，去其皮灰，乘热拍破，熨灸疮上，三日可发。更有最便之法，经针灸后，用大团艾绒灸热其履底，使着热履，则热气由蹠上升，而灸疮更为易发。内服法，凡经外施各种而亦不发者，审其气虚，则处以四君子汤，审其血弱，则处以四物汤，血气两虚，则处以八珍丸，或兼食烧炙牛羊之类，或在灸处上再灸之。

慕按：针灸后，发脓也可，不发脓更无不可。慕经手针灸，不下万人，百人中有九十余不发脓者，安在见其不可哉？西北人以发脓为依归，特其习俗相沿，盖亦一偏之见耳。

第十四节　洗护疮法

疮已发脓，宜设法以掩护之，使勿擦损。惟用物掩护，又恐闭其出气，不可不知；故最忌者粘贴膏药。为针灸师者，宜备下列各物，春用柳絮，夏用竹膜，秋用新棉，冬用兔腹细毛。灸疮之洗法有三，一为疮部发痒，可用赤皮葱薄荷叶煎汤洗疮四旁，使祛病气由疮口越出，二为疮已退痂，可用东南桃枝嫩皮煎汤温洗，以保其新嫩之皮肉。三为疮口黑烂痛不可忍，可用东南桃枝青薄嫩皮，加以胡荽黄连煎汤轻洗之，使腐痛速去，新皮易生。

第十五节　针灸大纲

凡遇针灸治病，有时兼针灸上下二部者，则针灸宜先上部而后下部。有时兼针灸左右二部者，则针灸宜先其左部而后右部，有同时兼针灸多穴，而各穴之炷数不等者，则宜先灸少炷之穴，而后乃灸多炷之穴。此针灸之秩序，最为注意者也。灸后而即饮茶，则冲溜其火气与他部，灸后而即食物，则窒塞其经气而不行，或灸后而即劳悴，或酣醉，或冒风寒，或啖瓜果，或未几而交媾①，或转瞬而愤怒，宗宗件件，皆能闭伤经气，而病气反见不徐。此又先行告诫病人，无使其归咎于针灸手术之不灵也。

第十六节　四花穴法

崔知悌四花穴法，以稻秆心量病人口缝，切断，照口

① 交媾：原为“交姸”，据上下文意改。考《汉语大辞典》无“交姸”条。

缝长裁纸四方，摺正，当中剪小孔。别用长稻秆踏脚下，前齐足大趾，后上曲，横纹中止，截断。却环在结喉下，双垂向背后，秆尽处，用笔点记。即将前裁纸四方中剪小孔处，安停点记，纸之四角，又复以笔点之，即四花穴也。

又令病人平身正坐，稍缩肩髆，取腊绳绕项向前，平结喉骨，后大杼骨，俱墨点记，向前双垂与鸠尾穴齐，即切断，却翻绳向后，以绳原点大杼墨，放于结喉墨，上结喉墨，放于大杼墨，从背脊中双绳头贴肉垂下，至绳尽处，以墨点记。别取腊绳，令病人合口，无得动喉，横量齐两吻，切断。还于背上墨记处，摺中横量，两头尽处点之，此是灸穴，又将循脊直量上下用墨点之，此是灸穴。

此段文字，照承澹盦编来。慕按：将脊直量上下用墨点之，文义未明，上至何处止，下至何处止，殊欠标准。意必将横量齐吻之度，一横量之，一直量之，就照从背脊中双绳头贴肉垂下，至绳尽以墨点记处，一横量以取左右穴，一直量以取上下穴。此解当否？仍俟高明卓裁。

按崔氏灸四花穴，专治五劳七伤，气虚血弱，骨蒸潮热，咳嗽痰喘，尪羸痼疾。

第十七节　骑竹马法

取穴之法，男左女右。先从臂腕中横纹起，用薄篾一条，量至中指齐肉尽处，不计指甲，截断，次用篾取同身寸一寸，即令病人脱去上下衣裳，以大竹扛一条跨定，两人徐徐扛起，足要离地五寸，两旁更以两人扶定，勿令动摇，要将前量长篾，贴定竹扛竖起，从尾骶骨贴脊度至篾尽处，以墨点记。后取同身寸篾一寸对摺，复披开，将对摺处放正点墨，自中横量两旁各开一寸是穴，灸七壮。

此杨氏灸法，按神应经两人抬扛不稳，当用两木凳搁竹扛头，足要离地，仍用两人两旁扶之尤妙。又按聚英言，各开一寸，疑为一寸五分，当合膈俞肝俞穴道。

第十八节　艾炷大小

黄帝曰：灸不三分，是谓徒冤，炷务大也，小弱乃小作之。又曰：小儿七日以上，周年以还，炷如雀粪。明堂下经云：凡灸欲炷，下广三分，若不三分，则火气不达，病未能愈。则是灸炷欲其大，惟头与四肢欲其小耳。明堂上经曰：艾炷依小筋头作，其病脉粗细，状如细线，但令当脉灸之，雀粪大炷，亦能愈疾。至于腹胀疝瘕痃癖伏梁气等，须艾大炷。小品曰：如遇巨阙鸠尾，灸之不过四五壮，炷依小筋头大，但令正当脉上灸之。艾炷若大，复灸多，其人永无心力。如头上灸多，令人失精神。脚背灸多，令人血脉枯竭，四肢弱而无力，既失精神，又加细节，令人短寿。王节斋云：面上灸炷，须小，手足上尤可粗。

第十九节　壮数多少

千金云：凡言壮数者，若丁壮，病根深笃，可倍于方数，老少羸弱，可减半。扁鹊灸法，有三五百壮至千壮，此亦太过。曹氏灸法，有五十壮，有百壮，小品①亦然。明堂、本②经云：针入六分，灸三壮，更无余治。后人不以为准，惟以病之轻重而增损之。凡灸头顶，宜于七壮，积至七七壮止。铜人治风，灸上星前顶百会，至二百壮，

① 品：原为“病”，据《明代订正针灸大成》改。

② 经：原为“百”：据《明代订正针灸大成》改。

腹背灸五百壮。

慕按：昔贤灸法，有三五壮者，有数十壮者，有灸百壮者，有灸数百壮多至千壮者。古人之为是言，不一而足，必其曾灸至千壮或数百壮者，其病始转机见效，实实经验，而后笔之于书，断非空言者比。吾固不敢疑古人，吾亦不肯泥古，皆视其病之轻重而为之。吾当治一黄氏妇，环跳穴处，痛经半年，即用艾贴肉灸之，第一日灸六十壮，第二日灸七十五壮，共灸一百三十五壮，其痛遂瘳。然后知天下之病，必有灸至百余壮，而病乃可奏功也，但亦居少数耳。

第二十节　针灸标准

凡针灸实用，坐点穴则坐针灸，卧点穴则卧针灸，立点穴则立针灸。若坐点穴而卧针灸之，或卧点穴而立针灸之，或立点穴而坐针灸之，均是穴道，必有变失其真。盖人身筋骨经络，坐卧与立，有伸缩开合不同，穴道随筋骨经络而转移，故针灸当随坐卧立而行之，而穴道乃不失其真也。

第二十一节　因部取穴

人身上部病，多取手阳明经。中部病，多取足太阳病。下部病，多取足厥阴经。前膺病，多取足阳明经。后背病，多取足太阳经。（说明）人身上部病，多属于手阳明，多取其经穴针灸之。人身中部病，多属足太阴，多取其经穴针炷之。人身下部病，多属足厥阴，多取其经穴针灸之。人身前膺病，多属足阳明，多取其经穴针灸之。人身后背病，多属足太阳，多取其经穴针灸之。

第二十二节　八会要诀

腑会中脘，脏会章门，筋会阳陵，骨会大杼，髓会绝骨，脉会太渊，血会膈俞，气会膻中。（说明）凡属腑病，针灸必先中脘，而后别穴。凡属脏病，针灸必先章门，而后别穴。凡属筋病，针灸必先阳陵，而后他穴。凡属骨病，针灸必先大杼，而后别穴。凡属髓病，针灸必先绝骨，而后别穴。凡属脉病，针灸必先太渊，而后别穴。凡属血病，针灸必先膈俞，而后别穴。凡属气病，针灸必先膻中，而后别穴。先明八会之法，凡用针灸，则思过半矣。

广东中医药专门学校针灸学讲义

粤东南海湘岩梁慕周编辑

第八章　针灸赋选[①]

第一节　灵光赋

黄帝歧伯针灸诀，依他经里分明说。三阴三阳十二经，更有两经分八脉。

灵光典注极幽深，偏正头疼泻列缺。睛明治眼胬肉攀，耳聋气闭听会间。

两鼻齆[②]衄针禾髎，鼻窒不闻迎香间。治气上壅足三里，天突宛中治喘痰。

心痛手颤针少海，少泽应除心下寒。两足拘挛觅阴市，五般腰痛委中安。

脾俞不动泻丘墟，复溜治肿如神医。犊鼻疗治风邪疼，喘而脚痛昆仑愈。

后跟痛向仆参求，承山转筋并久痔。足掌下去寻涌泉，此法千金莫妄传。

---

① 针灸赋选：原无，据目录补。

② 齆：音 wèng，原缺，据《针灸大成校释》补，另《针灸大全》《明代订正针灸大成》此字为鼻翁。

此穴多治妇人疾，男蛊女孕两病痊。百会鸠尾治痢疾，大小肠俞大小便。

气海血海疗五淋，中脘下脘治腹坚。伤寒过经期门愈，气刺两乳求太渊。

大敦二穴主偏坠，水沟间使治邪癫。吐血定喘补尺泽，地仓能止两流涎。

劳宫医得身劳倦，水肿水分灸即安。五指不伸中渚取，颊车可灸牙齿愈。

阴跷阳跷两踝边，脚气四穴先寻取。阴阳陵泉亦主之，阴跷阳跷与三里。

诸穴一般治脚气，在腰玄机宜正取。膏肓岂止治百病，灸则玄功病须愈。

针灸一穴数病除，学者尤宜加仔细。悟得明师流注法，头目有病针四肢。

针有补泻明呼吸，穴应五行顺四时。悟得人身中造化，此歌依旧是筌蹄。

第二节　席弘赋

凡欲行针须审穴，要明补泻迎随诀。胸背左右不相同，呼吸阴阳男女别。

气刺两乳求太渊，未应之时泻列缺。列缺头痛及偏正，重泻太渊无不应。

耳聋气否听会针，迎香穴泻功如神。谁知天突治喉风，虚喘须寻三里中。

手连肩背痛难忍，合谷针时要太冲。曲池两手不如意，合谷下针宜仔细。

心疼手颤少海间，若要除根觅阴市。但患伤寒两耳聋，金门听会疾如风。

五般肘痛寻尺泽，太渊针后却收功。手足上下针三里，食癖气块凭此取。

鸠尾能治五般痫，若下涌泉人不死。胃中有积刺璇玑，三里功多人不知。

阴陵泉治心胸满，针到承山饮食思。大杼若连长强寻，小肠气痛即行针。

委中专治腰间痛，脚膝肿时寻至阴。气滞腰疼不能立，横骨大都宜救急。

气海专能治五淋①，更针三里随呼吸。期门穴主伤寒患，六日过经尤未汗。

但向乳根二肋间，又治女人生产难。耳内蝉鸣腰欲折，膝下明存三里穴。

若能补泻五会间，且莫向人容易说。睛明治眼未效时，

---

① 五淋：原为“五麻”，据《明代订正针灸大成》。

合谷光明安可缺。

人中治癫功最高，十三鬼穴不须饶。水肿水分兼气海，皮肉随针气自消。

冷嗽先宜补合谷，却须针泻三阴交。牙疼腰痛并咽痹，二间阳溪疾怎逃。

更有三间肾俞妙，善除肩背浮风劳。若针肩井须三里，不刺之时气未调。

最是阳陵泉一穴，膝间疼痛用针烧。委中腰痛脚挛急，取得其经血自调。

脚痛膝肿兼三里，悬钟二陵三阴交。更向太冲须引气，指头麻木自轻飘。

转筋目眩针鱼腹，承山昆仑立便消。肚疼须是公孙妙，内关相应必然瘳。

冷风冷痹疾难愈，环跳腰间针与烧。风府风池寻得到，伤寒百病一时消。

阳明二日寻风府，呕吐还须上脘疗。妇人心痛心俞穴，男子痃癖三里高。

小便不禁关元妙，大便闭涩大敦烧。髋骨腿疼三里泻，复溜气滞便离腰。

从来风府最难针，却用工夫度浅深。倘若膀胱气未散，更宜三里穴中寻。

若是七疝小腹痛，阴交照海曲泉针。又不应时求气海，关元同泻效如神。

小肠气撮痛连脐，速泻阴交莫在迟。良久涌泉针取气，此中玄[①]妙少人知。

---

① 玄：原为“元”，据《明代订正针灸大成》改。

小儿脱肛患多时，先灸百会次鸠尾。久患伤寒肩背痛，但针中渚得其宜。

肩上痛连脐不休，手中三里便须求。下针麻重即须泻，得气之时不用留。

腰连胯痛急必大，便于三里攻其隘。下针一泻三补之，气上攻喉只管在。

噎不住时气海灸，定泻一时立便瘥。补自卯南转针高，泻从卯北莫辞劳。

逼针泻气令须吸，若补随呼气自调。左右捻针寻子午，抽①针行气自迢迢。

用针补泻分明说，更用搜穷本与标。咽喉最急先百会，太冲照海及阴交。

学者潜心宜熟读，席弘治病名最高。

---

① 抽：原为“伸”，据《明代订正针灸大成》改。

第三节 百症赋

百症俞穴，再三用心。囟会连于玉枕，头风疗以金针。悬颅颔厌之中，偏头痛止。强间丰隆之际，头痛难禁。原夫面肿虚浮，须仗水沟前顶。耳聋气闭，全凭听会翳风。面上虫行有验，迎香可取。耳中蝉噪有声，听会可攻。目眩兮，支正飞扬。目黄兮，阳纲胆俞。攀睛攻少泽肝俞之所，泪出刺临泣、头维之处。目中漠漠，即寻攒竹、三间。目觉𥆧𥆧[①]，急取养老天柱。观其雀目汗气，睛明行间而细推。审他项强伤寒，温溜期门而主之。廉泉中冲，舌下肿疼可取。天府合谷，鼻中衄血宜追。耳门丝竹空，止牙疼于顷刻。颊车地仓穴，正口㖞于片时。喉痛兮，液门鱼际去疗。转筋兮，金门、丘墟来医。阳谷、侠溪，颔肿口噤并治。少商、曲泽，血虚口渴同施。通天治鼻内无闻之苦，复溜祛舌干口燥之悲。哑门关冲，舌缓不语而要紧。天鼎间使，失音嗫嚅而休迟。太冲泻唇㖞以速愈，承浆泻牙疼而即移，项强多恶风，束骨相连于天柱。热病汗不出，大都更接于经渠。且如[②]两臂顽麻，少海就旁于三里。半身不遂，阳陵远达于曲池。建里、内关，扫尽胸中之苦闷。听宫、脾俞，祛残心下之悲凄。从知胁肋疼痛，气户、华盖有灵。腹内肠鸣，下脘、陷谷能平。胸胁支满何疗，章门不用细寻。膈疼饮蓄难禁，膻中、巨阙便针。胸满更加噎塞，中府、意舍所行。胸膈停留瘀血，肾俞、巨髎宜征。胸满项强，神藏、璇玑可试。背连腰痛，白环、委中曾经。

① 𥆧𥆧：原缺，据《明代订正针灸大成》补。

② 如：原为“为”，据《明代订正针灸大成》改。

脊强兮，水道、筋缩。目眩兮颧髎大迎。痉病非颅息①而不愈，脐风须然谷而易醒，委阳、天池，腋肿针而速散。后溪、环跳，腿疼刺而即轻。梦魇②不宁③，厉兑相谐于隐白。发狂奔走，上脘④同起于神门。惊悸怔忡，取阳交、解溪勿误。反张悲哭，仗天冲、大横须精。癫疾必身柱、本神之会。发热仗少冲、曲池之津。岁热时行，陶道复求肺俞理。风痫常发，神道须还心俞宁。湿寒湿热下髎定，厥寒厥热涌泉清。寒慄恶寒，二间⑤疏通阴郄⑥暗。烦心呕吐，幽门闭彻玉堂明。行间、涌泉，去消渴之肾竭。阴陵、水分，去水肿之脐盈。痨瘵传尸，取魄户、膏肓之路。中邪霍乱，寻阴谷、三里之程。治疸消黄，偕后溪、劳宫而看。倦言嗜卧，往通里大钟而明。咳嗽连声，肺俞须迎天突穴。小便赤涩，兑端独泻太阳经（小肠经小海穴）。刺长强于承山，主治肠风新下血。针三阴于气海，专司白浊久⑦遗精。且如肓俞、横骨，泻五淋之久积。阴郄⑧、后溪，治盗汗之多出。脾虚谷以不消，脾俞、膀胱俞觅。胃冷食而难化，魂门、胃俞堪责。鼻痔必取龈交。瘿气须求浮白。大敦、照海，患寒疝而善蠲。五里、臂臑，生疬疮而能治。至阴、屏翳，疗痒疾之疼多。肩髃、阳溪，消阴

① 息：原为“腮”，据《明代订正针灸大成》改。
② 魇：原缺，据《明代订正针灸大成》补。
③ 宁：原为“安”，据《明代订正针灸大成》改。
④ 脘：原为“腕”，据《明代订正针灸大成》改。
⑤ 二间：原为“三间”。据《明代订正针灸大成》改。
⑥ 郄：原缺，据《明代订正针灸大成》补。
⑦ 久：原为“从”，据《明代订正针灸大成》改。
⑧ 郄：原缺，据《明代订正针灸大成》补。

中之热极。抑又论妇人经事改常，自有地机、血海。女子少气漏血，不无交信、合阳，带下产崩，冲门、气冲宜审。月潮违限，天枢、水泉细详。肩井乳痈而极效，商丘痔瘤而最良。脱肛取百会、尾翳之所。无子搜阴交、石关之乡。中脘主乎积痢，外丘收乎大肠。寒疟兮，商阳、太溪验①。痃癖兮，冲门、血海强。夫医乃人之司命，非志立而莫为。针乃理之渊微，而至人之指教，先究其病源，复考其穴道。随手见功，应针取效。方知玄里之玄，始达妙中之妙。此篇不尽，略举其要。

① 验：原为“惊”，据《明代订正针灸大成》改。

第四节 玉龙赋

夫参博以为要，辑简而舍烦。总玉龙以成赋，信金针以获安。原夫卒暴中风，顶门百会。脚气连延，里绝三交。头风鼻渊，上星可用。耳聋腮肿，听会偏高。攒竹头维，治目疼头痛。乳根俞府，疗嗽气痰哮。风市阴市，驱腿脚之乏力。阴陵阳陵，除膝肿之难熬。二白医痔漏，间使剿疟疾。大敦去疝气，膏肓补虚劳。天井治瘰疬瘾疹。神门治呆痴笑咷。咳嗽风痰，太渊列缺宜刺。尪羸喘促，璇玑气海当知。期门大敦，能治坚痃疝气。劳宫大陵，可疗心闷疮痍。心悸虚烦刺三里，时疫痎疟寻后溪。绝骨三里阴交，脚气宜此。睛明太阳鱼尾，目症凭兹。老者便多，命门兼肾俞而着艾。妇人乳肿，少泽与太阳之可推。身柱蠲嗽，能除膂痛。至阳却疸，善治神疲。长强承山，灸痔最妙。丰隆肺俞，痰嗽弥奇。风门主伤冒寒邪之嗽，天枢理感患脾泄之危。风池绝骨，而疗乎伛偻。人中曲池，可治其筋痿。期门刺伤寒未解，经不再传。鸠尾针癫痫已发，慎其妄施。阴交水分三里，蛊胀宜刺。商丘解溪丘墟，脚痛堪追。尺泽理筋急之不幸，腕骨疗手腕之难移。肩脊痛兮五枢，兼于背缝。肘挛疼兮尺泽，合于曲池。风湿传于两肩，肩髃可疗。壅热盛乎三焦，关冲最宜。手臂红肿，中渚液门要辨。脾虚黄疸，腕骨中脘何疑。伤寒无汗，攻复溜宜泻。伤寒有汗，取合谷当随。欲调饱满之气逆，三里可胜。要起六脉之沉匿，复溜弥神，照海支沟，通大便之秘。内庭临泣，理小便之膜①，天突膻中医喘嗽，地仓

---

① 膜：原为“脂”，据《明代订正针灸大成》改。

颊车疗口㖞。迎香攻鼻塞为最，肩井除臂痛如拿。二间治牙疼，中魁理翻胃而即愈。百劳止虚汗，通里疗心惊而即瘥。大小骨空，治眼烂，能止冷泪。左右太阳，医目疼，善除血翳。心俞肾俞，治腰肾虚乏之梦遗。人中委中，除腰脊痛闪之难制，太溪昆仑申脉，最疗足肿之疼。涌泉关元丰隆，为治尸劳之例。印堂治其惊搐，神庭理乎头风。大陵人中频泻，口气全除。带脉关元多灸，肾败堪攻。腿脚重疼，针髋骨膝关膝眼。行步艰楚，刺三里中封太冲。取内关于照海，治腹疾之块。搐迎香于鼻内，消眼热之红。肚痛秘结，大陵合外关于支沟。腿风湿痛，居髎兼环跳于委中。上脘中脘，治九种之心痛。赤带白带，求中极之异同。又若心虚热壅，少冲明于济夺。目昏血溢，肺俞辨其实虚。(下略)。

第五节 指要赋

必欲治病，莫如用针。功用神机之妙，工开圣理之深。外取砭针，能蠲邪而扶正。中含水火，善回阳而补阴。原夫络别支殊，经交错综，或沟池溪谷以歧异，或山海丘陵而隙共。斯流派以难揆，在条纲而有统。理繁而昧，纵补泻以何功？法捷而明，曰①迎随而得用，且如行步难移，太冲最奇。人中除脊膂之强痛，神门②去心性之呆痴。风伤项急，始求于风府。头晕目眩，要觅于风池。耳闭须听会而治也，眼痛则合谷以推之。胸结身黄，取涌泉而即可。脑昏目赤，泻攒竹以偏宜。但见两肘之拘挛，仗曲池而平扫。四肢之懈惰，凭照海以消除。牙齿痛，吕细堪治。头项强，承浆可保。太白宣通于气冲，阴陵开通于水道。腹膨而胀，夺内庭兮休迟。筋转而疼，泻承山而在早。大抵脚腕痛，昆仑解愈。股膝疼，阴市能医。痫发癫狂兮，凭后溪而疗理。疟生寒热兮，仗间使以扶持。期门罢胸满血膨而可已，劳宫退胃翻心痛亦何疑。稽夫大敦去七疝之偏坠，王公谓此。三里却五劳之羸瘦，华佗言斯。固知腕骨祛黄，然骨泻肾。行间治膝肿目疾。尺泽去肘疼筋紧。目昏不见，二间宜取。鼻窒无闻，迎香可引。肩井除两臂难任，丝竹疗头疼不忍。咳嗽寒痰，列缺堪治。眵䁾③冷泪，临泣尤准。髋④骨将腿痛以祛残，肾俞把腰疼而泻尽。以

① 曰：原为“日”，据《明代订正针灸大成》改。

② 神门：原为“神明”，据《明代订正针灸大成》改。

③ 䁾：原缺，据《明代订正针灸大成》补。

④ 髋：原缺，据《明代订正针灸大成》补。

见越人治尸厥于维会，随手而苏。文伯泻死胎于阴交，应针而陨。圣人于是察麻与痛，分实与虚。实则自外而入也，虚则自内而出欤！故济母而裨其不足，夺子而平其有余。观二十七之经络，一一①明辨。据四百四之疾症，件件皆除。故得夭枉俱无，跻斯民于寿域。而今几微已判，彰往古之玄书。抑又闻心胸病，求掌后之大陵。肩背患，责肘前之三里。冷痹肾败，取足阳明之土。连脐腹痛，泻足少阴之水。脊间心后者，针中渚而立痊。胁下肋边者，刺阳陵而即止。头项痛，拟后溪以安然。腰脚疼，在委中而已矣。夫用针之士，于此理苟能明焉。收祛邪之功，而在乎捻指。

① 一：原为“壹”，据《明代订正针灸大成》改。